"60岁开始读"科普教育丛书

护卫牙健康

编 著

刘月华

上海科学技术出版社

复旦大学出版社

图书在版编目（CIP）数据

护卫牙健康 / 刘月华编著；上海科普教育促进中心组编. —上海：上海科学技术出版社：复旦大学出版社，2019.11
（"60岁开始读"科普教育丛书）
ISBN 978-7-5478-4656-8

Ⅰ.①护… Ⅱ.①刘… ②上… Ⅲ.①老年人－口腔－保健－普及读物 Ⅳ.①R780.1-49

中国版本图书馆CIP数据核字（2019）第232518号

护卫牙健康
刘月华　编著

上海世纪出版（集团）有限公司
上海科学技术出版社　出版、发行
（上海钦州南路71号　邮政编码200235　www.sstp.cn）
上海中华商务联合印刷有限公司印刷
开本889×1194　1/32　印张4.5
字数50千字
2019年11月第1版　2019年11月第1次印刷
ISBN 978-7-5478-4656-8/R·1960
定价：20.00元

本书如有缺页、错装或坏损等严重质量问题，
请向工厂联系调换

内容提要

口腔疾病不仅严重危害老年人的口腔健康，还与糖尿病、心血管疾病、肺部疾病等老年人常见的全身疾病密切相关，对老年人全身健康危害严重。一口健康的牙齿，也是保障老年人饮食舒适、营养摄入充足、心情愉快的重要前提。

本书从老年人生活中常遇到的口腔健康问题着手，全方位介绍口腔基本知识、口腔保健和牙齿护理常识以及一些常见口腔疾病的防治观念。希望可以帮助老年朋友提高口腔健康的科学素养、保健意识和自我管理水平，让每一位老年朋友都能拥有良好的口腔环境，拥有健康的体魄！

编 委 会
"60 岁开始读"科普教育丛书

顾 问
褚君浩　薛永祺　邹世昌　张永莲　杨秉辉　袁 雯

编委会主任
倪闽景

编委会副主任
夏 瑛　郁增荣

编委会成员
（按姓氏笔画为序）

王伯军　牛传忠　李 唯　蔡向东　熊仿杰　胡 俊　温 博

指 导
上海市学习型社会建设与终身教育促进委员会办公室

组 编
上海科普教育促进中心

本书编著
刘月华

总　　序

党的十八大提出了"积极发展继续教育，完善终身教育体系，建设学习型社会"的目标要求，十九大报告中再次提出"办好继续教育，加快建设学习型社会"的重大目标，充分说明了终身教育的重要性。近年来，在国家实施科技强国战略、上海建设智慧城市和具有全球影响力科创中心的大背景下，老年科普教育作为终身教育体系的一个重要组成部分，已经成为上海建设学习型城市的迫切需要，也成为更多老年市民了解科学、掌握科学、运用科学、提升生活质量和生命质量的有效途径。

随着上海人口老龄化态势的加速，把科普教育作为提高城市文明程度、促进市民终身发展的手段是很有必要的。但如何通过学习科普知识进一步提高老年市民的科学文化素养，提升老年朋友的生活质量，已成为广大老年教育工作者和科普教育工作者共同关注的课题。为此，上海市学习型社会建设与终身教育促进委员会办公室组织开展了老年科普教育等系列活动，上海科普教育促进中心在这些活动的基础上组织编写了这套"60岁开始读"科普教育丛书。

"60岁开始读"科普教育丛书，是一套适合大多数老年朋友阅读的科普书籍，着眼于提高老年朋友的科学素养、增强健康生活意识、提升健康生活质量。丛书已出版5辑25册,现出版的第6辑共5册,涵盖了最新科技、日常礼仪、家庭园艺、口腔保健、心理健康等方面,内容都是与老年朋友日常生活息息相关的科学新知和生活智慧。

这套丛书提供的科普知识通俗易懂、可操作性强,能让老年朋友在最短的时间内学会并付诸应用,希望借此可以帮助老年朋友从容跟上时代步伐,分享现代科技成果,了解社会科技生活,促进身心健康,享受生活过程,更自主、更独立地成为信息化社会时尚能干的科技达人。

前　言

2016年，习近平总书记在全国卫生与健康大会上强调，"没有全民健康，就没有全面小康"。满足人民对于健康的新期盼、推进健康中国建设已成为新时代中国的重大战略，也是党和国家实现全面建成小康社会目标的重大方针。

随着人口老龄化的日益加剧，全社会对老年人的健康更加关注，要让老年人享有健康祥和的晚年生活，口腔健康是必不可少的重要组成部分。然而，第四次全国口腔健康流行病学调查（2015—2017年）显示：我国55～64岁老年人患龋率为95.6%，牙周健康率为5%；65～74岁老年人患龋率为98%，牙周健康率为9.3%。老年人牙齿缺失情况严重，口腔健康意识和行为较差，口腔健康生活质量令人担忧。

口腔疾病不仅严重危害老年人的口腔健康，还与糖尿病、心血管疾病、肺部疾病等老年人常见的全身疾病密切相关，对老年人全身健康危害严重。如何向老年人普及口腔健康知识，提高自我口腔保健意识和家庭口腔护理能力，增强疾病防控的科学水平，成为全社会共同关注的话题。

近年来，国家先后出台了多个涵盖口腔卫生和健康内容的政策文件：2016年10月，中共中央、国务院印发了《"健康中国

2030"规划纲要》,提出推进全民健康生活方式,开展"健康口腔、健康体重、健康骨骼"等专项行动;2017年4月和2019年1月,国家卫生健康委员会办公厅先后印发《全民健康生活方式行动方案(2017—2025)》以及《健康口腔行动方案(2019—2025年)》,强调全生命周期的口腔保健理念,健康的口腔需要一生来维护。

本书通过向老年人介绍口腔知识、保健护齿窍门,普及牙病防治观念,旨在提高老年朋友口腔健康的科学素养、自我口腔保健意识和水平。此外,还向老年朋友介绍一些常见的家庭口腔健康常识,比如"孕妇患牙病对胎儿有影响吗""孩子长牙有烦恼,家长应该怎么做""乳牙坏了,究竟要不要补"等,引入互动交流,全家动员,有助于口腔疾病的自我防控。希望广大老年朋友发挥余热,老有所学、老有所能。

让我们共同努力,开创"政府主导、专家指导、全社会参与"的口腔健康教育新局面,为实现"健康口腔,健康中国"的目标做出新贡献。

目　　录

一　口腔知识篇

1. 年纪大了如何才能不掉牙⋯⋯⋯⋯⋯⋯⋯⋯⋯2
2. 认真刷牙为何牙齿还是会龋坏⋯⋯⋯⋯⋯⋯⋯4
3. 为何年纪大了牙齿越来越长⋯⋯⋯⋯⋯⋯⋯⋯7
4. 牙齿掉了要不要及时修复⋯⋯⋯⋯⋯⋯⋯⋯⋯9
5. 假牙修复后反复口腔溃疡怎么办⋯⋯⋯⋯⋯⋯13
6. 冷热酸甜都害怕，怎么解决牙齿敏感⋯⋯⋯⋯15
7. 孕妇患牙病对胎儿有影响吗⋯⋯⋯⋯⋯⋯⋯⋯19
8. 孩子长牙有烦恼，家长应该怎么做⋯⋯⋯⋯⋯22
9. 长牙期的宝宝，能不能用奶瓶⋯⋯⋯⋯⋯⋯⋯25
10. 乳牙坏了，究竟要不要补⋯⋯⋯⋯⋯⋯⋯⋯27
11. 孩子也需要洗牙吗⋯⋯⋯⋯⋯⋯⋯⋯⋯⋯⋯29
12. 孩子突遇牙外伤，家长如何应对⋯⋯⋯⋯⋯32
13. 哪些口腔坏习惯，影响孩子变漂亮⋯⋯⋯⋯34
14. 换牙了，宝宝的这些牙齿问题你留意了吗⋯39
15. 牙周病为什么会找上中学生⋯⋯⋯⋯⋯⋯⋯42

二、保健护齿篇

16. 选牙刷，真的那么讲究吗 ·······46
17. 哪些人需要使用牙缝刷 ·······48
18. 不当刷法刷"断"牙，楔状缺损怎么防 ·······50
19. 冲牙器怎么用才事半功倍 ·······52
20. 牙签的作用与牙线一样吗 ·······54
21. 功能性牙膏琳琅满目，该如何选择 ·······57
22. 用了漱口水，还需刷牙吗 ·······61
23. 饭后该不该马上刷牙 ·······63
24. 种植牙成"新宠"，应如何日常保养 ·······65
25. 补牙后出现不适怎么办 ·······67
26. 如何选择适合自己的假牙 ·······69
27. 固定假牙怎么护理才能"寿命"长 ·······72
28. 全口假牙不理想？三招让你的假牙更舒适 ·······75
29. 烤瓷牙上的黑线能够消除吗 ·······78
30. 开口大笑"掉下巴"怎么办 ·······80
31. 你和你的家人贪嚼槟榔吗 ·······82

三 治病观念篇

32. 口腔健康问题会影响认知功能吗 …… 86
33. 拍牙片辐射究竟大不大 …… 88
34. 洗牙能让松动牙获得新生吗 …… 91
35. 洗牙前为什么还要验血 …… 93
36. 骨质疏松症是不是牙齿松动的"帮凶" …… 95
37. 如何区分三叉神经痛和牙痛 …… 97
38. 牙痛到底是不是病 …… 98
39. 牙痛要不要吃抗生素 …… 102
40. 根管治疗为什么要"一而再,再而三" …… 104
41. 根管治疗后一定要做"牙套"吗 …… 107
42. 牙龈上长脓包要不要治 …… 109
43. 牙龈出血,休息好就没事了吗 …… 111
44. 全身哪些疾病与牙周病有关 …… 113
45. 牙周炎真的无法治愈吗 …… 115
46. 喷砂和抛光算不算"过度医疗" …… 117
47. 哪些人不能随便拔牙 …… 119
48. 无痛微创拔牙真的一点不痛吗 …… 121
49. 拔牙后的注意事项,你知道多少 …… 123
50. 哪些原因让你的牙缝越来越大 …… 126

一

口腔知识篇

> 护卫牙健康

1. 年纪大了如何才能不掉牙

生活实例

▼

老王今年65岁了,他常常看报上宣传说,人们应该在80岁时还能拥有至少20颗功能相对完好的牙齿(能够正常咀嚼食物、不松动)。可他还不到70岁,嘴里大牙差不多都掉完了,天天喝粥吃烂糊面,生活品质明显下降。老王就纳闷了,年纪大了还拥有20颗好牙,这怎么可能呢?平时应该怎么检查自己的口腔情况呢?

从医学专业的角度看,口腔疾病可影响到咀嚼功能,牙齿过早脱落会影响全身各系统功能。因此,无论是牙齿龋坏、牙周病,还是牙齿掉了装假牙,任何口腔疾病都需要早发现、早治疗,并且将关口前移,提倡"防未病、治未病"。养成良好的口腔卫生习惯,年纪大了也能不掉牙。

每天自行检查口腔状况,有问题及时就医

(1)检查牙齿松动。用手轻叩牙齿,或用牙刷帮助检查是否

1. 年纪大了如何才能不掉牙

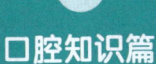
口腔知识篇

每个牙齿都稳固无松动。

（2）**检查缺失、缺损**。用舌尖逐一检查每颗牙齿，看是否存在缺失或缺损现象。

（3）**检查龋坏、结石**。对着镜子查看牙齿是否有龋齿黑点、牙结石以及色斑、色素沉着等情况，观察牙齿间是否有食物嵌塞。

（4）**有否溃疡异味**。自我检查口腔内是否有口腔溃疡，或是否有口腔异味。

（5）**检查牙龈状况**。使用镜子，观察牙龈是否正常。正常的牙龈应为粉红色，没有红肿现象。

（6）**检查口腔异样**。在吃冷、热、酸、甜等刺激性食物和刷牙时，注意感觉牙齿是否有酸、痛、软的感觉，是否有牙龈出血的现象。

（7）**感觉是否口干**。自我感觉唾液是否分泌充足，是否有口腔干燥的感觉。

积极治疗口腔疾病，每半年检查一次

在日常饮食中，应该减少甜食的摄入。有些老年人喜欢吃甜食，殊不知甜食不仅会对血糖、体重产生影响，还会影响牙齿健康。残留在口腔里的碳水化合物等会在口腔细菌的作用下产酸，对牙齿产生腐蚀作用。时间一长，就会导致牙齿龋坏。

老年人牙齿磨耗相对严重，此时应该尽量避免咬食硬物，比

护卫牙健康

如骨头、坚果外壳等,更不要将牙齿当作工具用于开启瓶盖等,否则容易对牙齿造成损伤,甚至出现牙齿折断等意外。

此外,吸烟对口腔健康也有很大危害,是牙周病的危险因素,长期吸烟可显著促进牙周病的发生和病情的加重,也会影响牙周病治疗的效果。吸烟还是口腔癌的重要危险因素之一,因此戒烟更有利于保持口腔健康,减少罹患口腔疾病的风险。

口腔出现问题应该及时接受治疗。因为各种口腔疾病相互之间有着联系,一味拖延通常不会自愈,反而容易致使疾病进一步发展,并诱发相关疾病。比如龋齿不积极治疗,就会从浅龋发展为深龋,进而诱发牙髓炎,最终患者不得不接受根管治疗。牙周炎则会导致牙龈退缩,进而出现牙本质敏感。若不控制进程,则会导致牙槽骨吸收、牙齿松动,最后牙齿自行脱落。

2. 认真刷牙为何牙齿还是会龋坏

口腔疾病的发病率中,龋病位居前列。老年人的牙齿,尤其是后牙咬合面,多已被磨耗,呈现表面光滑平凹、窝沟变浅的特征,故窝沟龋较少。由于长年的牙齿磨耗致使两牙邻接面的点状接触变成面的接触,再加之牙龈退缩、牙龈乳头萎缩、而使食物

2. 认真刷牙为何牙齿还是会龋坏

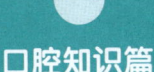
口腔知识篇

生活实例

吴爷爷今年 60 岁，他几年前就开始跟老伴计划着，等他俩都退休了，就一起出去旅游，赏遍祖国大好美景、吃遍全国特色美食。几个月前，吴爷爷终于退休了，本可以开始准备实现旅游计划，谁知自从在家休息后，他的牙疼就没消停过，酸辣冷热都不能吃，一吃牙齿就钻心地疼。就这种身体状况，他还怎么去旅行？无奈之下，他在老伴的陪伴下去了医院，口腔医生告诉他，他的好几颗牙齿都发生了龋坏，要做进一步的检查才能明确治疗方案。医生还说，老年人患龋病的情况很常见，让他们平时多关注牙齿的健康。吴爷爷很奇怪，他平时刷牙也挺认真的，还要怎么做才能预防龋病呢？

嵌塞其中，如果不能去除干净，很容易发生邻面龋坏。由于发生部位较隐蔽，不易被察觉，并且容易沿颈部扩展形成环形龋、向牙根方向扩展形成根面龋。

一旦发现牙齿表面有黑色或者褐色斑块甚至出现龋洞，应及时就医，尽早治疗龋坏牙齿。治疗龋病的主要方法是充填术，由医生去除已被细菌腐蚀的牙体组织，再用充填材料来填补缺损的牙体组织。

护卫牙健康

- 有效清除牙齿上的菌斑。要及时清除牙面堆积的菌斑,应做到每天早晚刷牙、饭后漱口。使用正确的刷牙方法可以清除牙面堆积的大部分菌斑;使用牙线、牙间隙刷可清除牙齿邻面、牙齿之间的菌斑和食物残渣。操作时要注意不要用力过大,不可用拉锯式前后扯动,避免损伤牙周组织;如果用手执线不便,可使用带柄牙线。

- 应用氟化物防龋。使用含氟牙膏和含氟漱口水可以降低龋齿的发病率;由专业口腔医生进行牙齿根面涂抹氟化物,可促进牙齿再矿化,增加牙齿强度,减少根面龋的发生。

- 控制糖的摄入。蔗糖是致龋性最强的糖,应减少蔗糖的摄入量和食用频率,使用糖代用品,例如木糖醇、山梨醇等,可有效预防龋病的发生。另外,进食含糖食物后应立即漱口。

- 定期口腔检查。老年人至少每半年要进行一次口腔健康检查,发现龋齿应尽早治疗。

3. 为何年纪大了牙齿越来越长

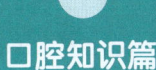
口腔知识篇

3. 为何年纪大了牙齿越来越长

生活实例

都说人老了掉牙是件很正常的事,可是刘爷爷都快70岁了,牙齿依然完好无缺,至今都能咬得动骨头。老朋友聚会时,大家看到他肆无忌惮地啃鸡骨头,都非常羡慕,说刘爷爷有口福,他也因此非常高兴。年纪大了嘛,能够毫无顾虑地享受各种美食,不能不说是一件幸福的事。可是,依然有朋友提醒刘爷爷,说他的牙龈退缩得很厉害,牙齿越来越长,可能是牙周病作怪,建议他去口腔医院检查检查。刘爷爷很奇怪,他的牙齿这么结实,怎么会和牙周病挂上钩?

中老年人群中,牙周病的患病率位于龋病之上。随着我国进入老龄化社会,牙周病尤其是牙周炎,成为突出的口腔健康问题。

牙周病一般分为以下两种情况。

(1)**牙龈病**。老年患者机体的抵抗力较差,全身系统性疾病较多,服用的一些药物可引起牙龈增生,各种抗生素的使用对口

护卫牙健康

腔菌群平衡也有一定破坏作用，这些均会危害老年人的牙周健康。

（2）牙周炎。牙周炎可表现为食物嵌塞、深牙周袋、牙槽骨吸收，牙齿松动、移位、咬合创伤等情况，还可伴有不同程度的口臭。如果牙周炎没有得到及时治疗，最终导致牙齿丧失，会破坏咀嚼器官的完整性，从而影响消化功能。

老年人预防牙周病，除了要及时去除牙菌斑，戒除吸烟、咬硬物等不良习惯，定期接受全面的口腔检查外，还要注重合理饮食。重视膳食营养调理，食物宜清淡、易消化，多食蔬菜、水果、豆制品、蛋、奶等，补充B族维生素；避免刺激性饮食，忌食油

专家支招

日常生活中如果出现刷牙或咬物时牙龈出血、咬合疼痛甚至牙齿松动，应及时前往医院牙科进行检查，由医生制订牙周治疗和维护方案。牙周治疗程序一般分4个阶段：第一阶段是基础治疗，通过洁治术、根面平整术清除龈上和龈下的菌斑、牙石，消除致病因素；第二阶段是牙周手术治疗，在第一阶段治疗结束后的4周内进行；第三阶段属于修复治疗阶段，在牙周手术后2～3个月进行；第四阶段则是牙周支持治疗，定期复查，一般为每3～6个月复查一次。

口腔知识篇

4. 牙齿掉了要不要及时修复

腻厚味,以免助热生湿,加重牙周病情。若牙齿松动,咀嚼受到影响,可能出现消化不良。饮食宜软、烂,烹调方式多样化,可单独制作一些适合老年人吃的食物。主食最好是发面食物,如面包、蜂糕、细面条、馄饨以及粥类;蔬菜最好切碎,多用瓜类,可以制成泥状;水果可将其捣碎或切细后再食用。这样既保证食物的品种多样,又能得到全面营养。此外,还应少食多餐,每次吃的量少一些,每日可多吃几次,以保证营养的摄入量。

4. 牙齿掉了要不要及时修复

生活实例

都说"老掉牙",68岁的刘奶奶觉得这句话好像在她身上特别灵验。自从过了65周岁后,刘奶奶的牙齿就开始纷纷闹着要"退休"了。如今嘴里已经少了好几颗牙齿,感觉说话都漏风。还有几颗牙齿好像也开始松动了,因此稍微硬一点的东西她都不敢再吃,连平时最喜欢吃的玉米她都已经戒了。看着刘奶奶吃东西如此小心翼翼,刘奶奶的女儿劝她去

护卫牙健康

医院补牙。可她觉得,人老了都会掉牙的,补牙多浪费钱啊!所以一直拖着不肯去。但看见餐桌上的美食,她真的非常馋。刘奶奶着实很矛盾,到底要不要去做牙齿修复呢?

牙齿缺失是老年人常见和多发的口腔疾病。牙齿缺失的主要病因是牙周病和龋病,当病情严重到一定程度时,牙齿会自行脱落或被迫拔除从而造成牙齿缺失。此外,还有老年人牙周组织生理退行性改变,导致牙龈萎缩、牙根暴露、牙槽骨吸收,形成牙齿松动脱落。有时还可由全身疾患、外伤、不良修复体引起。

当失牙数占全口牙的 1/4 以上时,会影响口腔的正常功能,尤其是咀嚼功能,进而影响食物的消化与吸收。有些老年人长期全口牙列缺失,咀嚼功能下降,吃东西用牙槽骨"抿",只能吃些豆腐等软性食物,且"囫囵吞枣",时间长了易造成全身营养缺乏。此外,由于口腔失去牙列支持,致使吞咽食物时难以做到有力的闭合,使吞咽过程受到影响。一旦某颗牙齿缺失后,两旁的牙齿会向中间缺隙倾斜,与之相对的牙会伸长,给将来镶牙带来困难。另外,全口牙缺失后,颌间距离变短,口角缺乏丰满度,人更显得苍老。长期牙列缺失还会严重影响老年人的身心健康和生活质量。因此,建议老年人牙齿缺失后一定要及时修复。

4. 牙齿掉了要不要及时修复

口腔知识篇

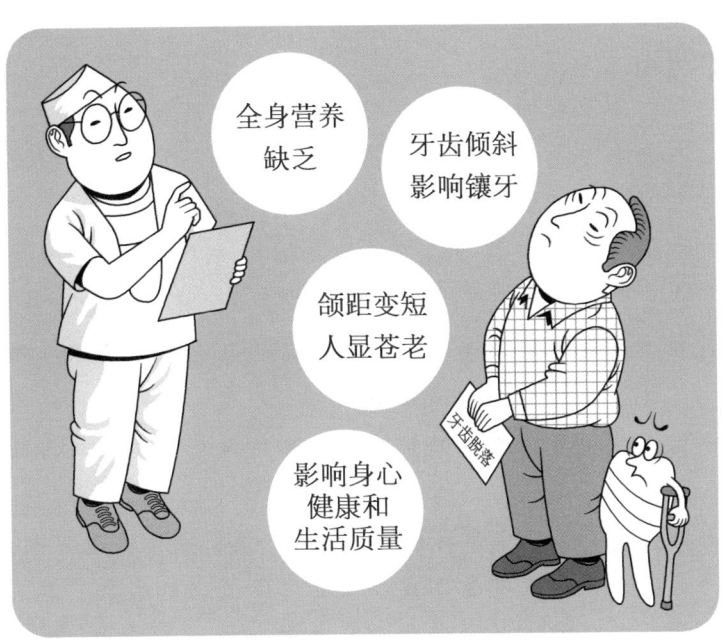

专家支招

- 保持良好的口腔卫生习惯。及时清除牙面堆积的菌斑，应做到每天饭后漱口、早晚刷牙。采用正确的刷牙方法，可以清除牙面堆积的大部分菌斑；使用牙线、牙间隙刷可清除牙齿邻面、牙齿之间的细菌和食物残渣；减少龋病、牙周病的发生，从而降低因龋病、牙周病引起的牙齿缺失问题。

护卫牙健康

- 做好义齿清洁。可摘义齿（活动假牙）应每天摘下清洁。每餐使用后，可摘义齿与口腔黏膜和牙齿间会积存食物残渣，如果长时间不清理，会导致黏膜病及余留牙齿的龋病及牙周病。为了预防龋齿和牙周病，可摘义齿需要在餐后摘下清洁，睡前清洗干净后置于清水中，并使用有效的、专门为义齿设计的义齿清洁片、粉、液等清除义齿上附着的菌斑。义齿使用过久常有不适，甚至引起口腔组织红肿、疼痛、溃疡，要定期由医生检查，及时处理或更换新的义齿，保持义齿处于功能状态。

- 健康饮食。因咀嚼功能降低，许多食物摄取受到限制，易造成老年人营养不良。及时修复义齿的同时还要注意饮食保健。为增强口腔支持组织的健康耐力，提高口腔的抗病能力，增强身体免疫力，应进食一定量的优质蛋白质。注意要多进食一些容易咀嚼、易于消化的食物，例如：肉汤、乳类制品、鸡蛋、鱼和水果等。准备膳食时可适当加些辅料，提高老年人的食欲。适量吃些富含维生素、矿物质的食物，可巩固身体骨骼组织结构，增强牙齿强度。

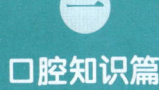
口腔知识篇

5. 假牙修复后反复口腔溃疡怎么办

生活实例

姚奶奶今年72岁了，她的女儿、女婿非常孝顺，看见她嘴里掉了好几颗牙齿，好多东西吃不了，特地带她去医院做了假牙修复。也真是神奇，自从装上假牙后，好多东西姚奶奶都可以吃了，而且感觉说话也利索了。但好景不长，不久之后，姚奶奶又遇到了新的问题——自从装上假牙后，姚奶奶嘴里就经常出现溃疡，一疼就是好几天，觉都睡不好，感觉人都没精神了。因为安装假牙也花了不少钱，事实上装了假牙后吃东西也方便多了，所以姚奶奶舍不得去医院将假牙拿掉。这可怎么办呢？

创伤性溃疡是老年人常见口腔疾病之一，其主要发病原因是口腔内的残根残冠、尖锐的边缘嵴和牙尖未及时得到治疗而对黏膜存在长期慢性刺激，以及设计或制作不当的义齿修复体刺激及刷牙不慎引起的损伤。也可见于因饮料、水、食物过烫引起的黏膜热损伤。偶见于口含阿司匹林、因治疗白斑用维甲酸液涂布过度或贴敷蜂胶引起的溃疡。其主要表现为黏膜缺损、边缘轻度隆起、疼痛明显，病情严重者可影响日常进食和休息。

对于创伤性溃疡，首先要尽快去除不良刺激因素，及时拔除无用残根，修复残冠，磨改过锐的牙尖和边缘嵴，佩戴制作精良的义齿修复体。其次是局部敷涂消炎防腐药物，也可含漱抑菌漱口液，以防继发感染。有全身症状或继发感染者可口服抗生素。

- 改正不良习惯。如果口腔黏膜长期受到不良刺激或有烟酒不良嗜好，容易发生口腔白斑甚至口腔癌。因此，应早期预防，消除不良刺激，戒除烟酒嗜好，一旦出现疾病症状要及时就诊，做到早发现、早诊断、早治疗。
- 及时就医。老年人应该关注口腔黏膜变化，发现口腔内有2周以上没有愈合的溃疡，口腔黏膜有硬结、白色或红色斑块及出现牙痛、牙龈出血等不适症状后，要及时就医。及时处理口腔残根、残冠、过锐的牙尖，佩戴制作精良的义齿修复体。
- 合理饮食。饮食选择上应避免食用过于坚硬、过冷或过热的食物。老年人口腔黏膜病影响因素较

> 多，经常食用富含核黄素的食物（如菠菜等）、摄取富含B族维生素的食物（如动物肝脏等），可以有效预防口角溃疡、唇炎、舌炎等。番茄有清热解毒、生津止渴等作用，对于口腔干燥、食欲不振、胃热口苦、牙龈出血和口疮有一定疗效。适当增加奶类、粗粮、鱼虾类、豆制品摄入量，必要时补充钙制剂、B族维生素制剂，保证饮水量，维护口腔黏膜健康。

6. 冷热酸甜都害怕，怎么解决牙齿敏感

生活实例

71岁的顾奶奶最近常常觉得，人老了真是不中用了，经常不是这里疼就是那里痛的；更可气的是，连最结实的牙齿也开始老化了。前段时间因为牙齿一碰冷的东西就酸，顾奶奶去医院做了检查，医生说她的牙齿因为楔状缺损导致牙齿敏感，但情况还不是很严重，做一些脱敏治疗就可以，平时一

护卫牙健康

定要注意,别让楔状缺损进一步伤害牙齿。楔状缺损是什么?顾奶奶听都没听说过,更别说预防了,真是愁死人。顾奶奶很担心,如果不预防,任其发展,她的牙齿会怎么样呢?

楔状缺损和过度磨耗都是老年人经常会出现的牙齿问题。楔状缺损是指牙颈部釉质及牙骨质交界处硬组织发生缓慢消耗所致的缺损,是老年人常见的牙体疾患。主要原因有:①不良刷牙法。拉锯样的横刷法,且特别用力者,时间长了会使较薄弱的牙体颈部硬组织磨耗,形成凹陷性缺损。②不良剔牙习惯,如常用牙签剔牙。长此以往,牙间隙越剔越宽,食物嵌塞越来越重,形成恶性循环。长期局部硬物刺激再加上其他原因互为因果,易造成楔状缺损,其特点为牙体的近远中颈部缺损,常伴有牙龈退缩、牙间隙形成。③酸蚀作用。牙颈部结构较薄弱,口腔pH下降(如胃酸反流、喜食甜食、口腔卫生不良致细菌产酸等)可引起牙颈部硬组织脱钙,造成楔状缺损。④不良修复体局部刺激。活动义齿卡环弯制过低、过紧,患者在摘戴、咀嚼过程中磨损牙颈,造成牙颈部硬组织缺损。而过度磨耗则是由于咬合关系异常,如牙齿排列不整齐、缺牙、单侧咀嚼、咬合过紧、夜磨牙、咀嚼硬物等不良生活习惯引起的。

轻度楔状缺损可无症状,稍重者可有不同程度的牙本质过敏症状,严重的缺损可并发牙髓病或根尖周病甚至牙齿颈部折断。

6. 冷热酸甜都害怕，怎么解决牙齿敏感

一 口腔知识篇

过度磨耗除可导致牙本质过敏外，甚至可发生牙髓炎。也可因磨损致牙齿的邻接关系破坏，导致食物嵌塞、咬合创伤等引起牙周炎，甚至引起颞颌关节疾病。磨损后的锐边缘又可能刺激损伤舌和颊黏膜导致溃疡，是引起白斑的因素之一。

若发现牙颈部敏感或者有牙体组织缺损时，应及时就医治疗患牙。有牙本质过敏者，可进行脱敏治疗；对于牙体组织缺损患者，可进行牙体充填治疗术；并发牙髓病或根尖周病的患者，应进行根管治疗术；牙齿折断者则应及时修复缺损牙体组织；不均匀的磨损可通过调整咬合，磨除尖锐的牙尖和边缘嵴；有食物嵌塞者，及时修复牙齿正常的接触关系；磨损过重且出现颞下颌关节综合征时，可佩带𬌗垫进行治疗。

另外，预防楔状缺损需改正刷牙方法，避免横刷，使用正确的刷牙方法——水平颤动拂刷法，并选用刷毛较软的牙刷，减小刷牙力度；使用牙线、牙间隙刷清除牙齿邻面、牙齿之间的菌斑和食物残渣。其次，少食酸性大、含糖量高的食物。此外，还要定期检查口腔健康，及时修复和更换不良修复体。

护卫牙健康

治疗和预防牙磨损应及时就医，改善异常咬合关系，及时修复缺失牙。其次，改正单侧咀嚼、咬合过紧、夜磨牙、咀嚼硬物等不良生活习惯。最后，还应注意合理饮食，避免进食过于坚硬的食物。

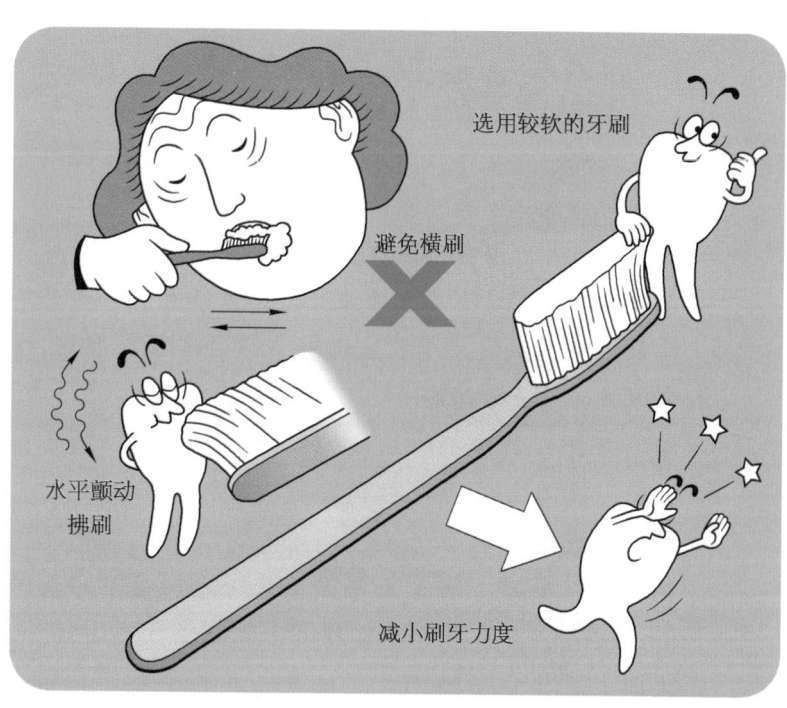

7. 孕妇患牙病对胎儿有影响吗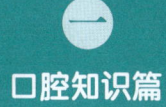

7. 孕妇患牙病对胎儿有影响吗

生活实例

陈阿姨的儿媳妇怀孕3个月了,她的口腔健康状况一直很不好,怀孕之后就更糟糕了。本来也没觉得有什么,可陈阿姨听说,孕妇得牙病对胎儿的健康危害很大,吓得她好几天没睡好觉。不知道到底要不要催促儿媳妇治牙病,治疗期间会不会对胎儿产生不良影响?

家中有孕妇的老年人在照顾怀孕家人的时候,可以参照如下几点孕妇的口腔保健建议,呵护孕妇口腔健康,也为下一代的健康保驾护航。

孕妇口腔健康影响胎儿健康

口腔健康和全身健康密切相关,孕妇的口腔问题不仅关系到自身的健康,还与胎儿的生长发育息息相关。不良的口腔卫生状况和口腔疾病可导致咀嚼消化功能下降,从而影响各种营养的摄入,最终将影响胎儿的生长发育,包括牙齿的形成与钙化。有充

护卫牙健康

分的证据表明,孕妇患有牙周病可能导致婴儿早产或出生时低体重。

需要提醒的是,妊娠期间,因为一些口腔检查、治疗方法以及药物的应用都受到限制,所以这一时期若出现口腔问题,处理原则是避免口腔疾患给孕妇带来痛苦,保证孕妇的口腔健康和胎儿的正常发育。

孕前准备全一点,母子健康多一点

为了避免口腔疾病给妊娠期妇女带来痛苦或对胎儿发育产生不良影响,建议在孕前采取以下措施。

(1)选择适合自己的知识获取途径,如网络、电视、报纸等,或者是直接找专业医生咨询,了解妊娠期口腔保健的意义和特点;学会正确选用和实施个人口腔保健措施,如刷牙方法、牙膏的选择、牙线的使用等。

(2)怀孕前做一次常规口腔检查,在专业医生的指导下制订妊娠期不同阶段口腔保健计划和必要的治疗方案。一般来说,孕前需要做口腔基本情况检查,包括牙列情况、牙齿着色、结石、舌及口腔黏膜状况等。另外,还要注意有无龋齿及牙髓疾病、牙龈及牙周状况,有无残冠、残根及不良修复体和智齿冠周炎等。

(3)做一次龈上洁治术,目的是去除牙结石和菌斑,避免其刺激牙龈引起牙龈出血。

(4)治疗口腔现有的疾病,如龋病、牙髓炎、牙龈炎、牙周

7. 孕妇患牙病对胎儿有影响吗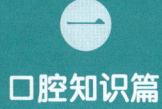

炎及智齿冠周炎等。如果有龋齿或者有不适的牙齿，一定要在孕前做好处理，以防在怀孕期间出现牙痛的情况。

需要注意的是，孕妇口腔检查应贯穿在整个围产期，即孕前期、孕期和产后。一般应检查三次：孕前半年一次、孕期一次、产后 2 个月左右一次，以便发现问题、及时处理，避免因产生严重的口腔问题而影响孕妇的身体健康或胎儿的生长发育。

孕妇营养好，宝宝牙齿更健康

营养是人体健康的物质基础，孕妇的营养状况直接关系到胎儿的口腔发育，特别是未来牙齿的健康。营养缺乏可导致胎儿口腔或者牙齿不可逆的改变，如牙齿钙化不良、牙釉质发育不全、错颌畸形、唇裂或者腭裂，出生后易患龋齿等。

因此，这个时期应该注意膳食营养平衡，摄取充分的钙、磷及有关维生素。同时，避免不良刺激，最好不用或少用药物，用药也应在医生指导下进行，避免药物通过胎盘屏障进入胎儿体内，导致胎儿畸形。妊娠初期不使用镇静、安眠类药物，防止可能造成的唇裂或者腭裂等畸形发生。孕妇若嗜好烟酒，将增加胎儿畸形危险。同时，孕妇应减少咖啡因的摄入量。

为了促进胎儿牙齿发育，孕晚期妈妈可吃富含钙、磷的食物，如牛奶、蛋黄、海带、虾皮、银耳、大豆及其制品等；含磷丰富的食品有动物瘦肉、肝脏、奶类、蛋黄、虾皮、大豆、花生仁等。

护卫牙健康

分娩后注重口腔保健，妈妈少受罪

顺利生下宝宝后，为了哺乳，新妈妈的饮食次数明显增加；同时受传统观念的影响，许多新妈妈不敢在月子里洗漱，再加上新妈妈本来身体就很虚弱，这些都增加了新妈妈罹患口腔疾病的风险。与此同时，由于新妈妈摄入的药物有可能通过哺乳进入宝宝体内，使新妈妈的治疗和用药受到限制。因此，一旦分娩后患上牙病，大多新妈妈只能选择"默默承受"。鉴于此，分娩后的口腔保健不容忽视。

新妈妈口腔清洁可从以下几方面做起：①破除传统观念，坚持早晚刷牙，牙刷的刷毛宜软；②刚吃完水果等酸性物质时不要马上刷牙，可以先喝水、漱口来中和口腔的酸性环境；③使用含氟牙膏，并使用牙线来协助清理牙间隙中的食物残渣和菌斑。

8. 孩子长牙有烦恼，家长应该怎么做

当看到宝宝长出第一颗牙齿的时候，长辈心中的喜悦不言而喻。一般来说，宝宝长牙是不疼的，但难免会有少数宝宝在长牙期出现流口水、乱咬东西、发热等情况，让家中长辈烦恼不已。看见宝宝长牙如此"辛苦"，爷爷奶奶、外公外婆到底该怎么照

8. 孩子长牙有烦恼，家长应该怎么做

口腔知识篇

看他们，帮助他们减轻这种不适呢？

当宝宝的小牙齿"破土而出"时，可能会伴随一些生理不适。面对这些不适反应，宝宝不会表达，只能用不吃东西、不好好睡觉、烦躁不安来"反抗"；而作为看护者的爷爷奶奶、外公外婆，完全可以有所作为，让宝宝更轻松地度过长牙期。

不适症状一：流口水

牙齿的萌出会刺激唾液腺分泌，导致口水增多。一岁以内的宝宝，其口底相对来说比较浅，再加上吞咽功能还不是很完善，当唾液增多时，宝宝来不及吞咽，就容易往外流。

危害：宝宝的皮肤比较嫩，当口周的皮肤不断受到唾液的浸泡，唾液中的消化酶刺激皮肤，就容易导致湿疹、皮肤潮红；若护理不当，还可能导致皮肤粗糙皲裂。

应对方法：①准备一块柔软的棉布或者软毛巾，及时给宝宝擦干口水；②给宝宝准备几块棉质的口水巾，当口水巾湿掉之后及时更换干净的；③给宝宝涂一些保湿霜，保持皮肤湿润，防止皲裂。

不适症状二：牙龈不适

当牙齿开始萌出时，有些宝宝会把小手伸到口腔内抓挠，家长如果仔细察看宝宝的口腔，就可以看到局部牙龈发白或稍有充血红肿，触摸牙龈时有牙尖样硬物感，这时牙龈会出现一些不适

护卫牙健康

的症状，如牙龈痒、肿痛等。

危害：用力咬可以释放牙龈内部的压力，让牙龈舒服一点。这也是很多宝宝在长牙期喜欢见东西就咬的原因。宝宝乱咬东西，一方面可能出现卫生问题，导致孩子摄入过多细菌；另一方面，当宝宝不小心咬到硬物时，还可能伤害牙龈和刚萌出的乳牙，小一点的东西，还可能导致误吞。

应对方法：①买几个不一样的牙胶，消毒后轮流换着用；②准备磨牙饼干，不仅可以缓解孩子的牙龈不适，还能帮助咀嚼，刺激牙槽骨发育；③可以用纱布蘸点凉水，轻轻擦拭宝宝的牙龈；④家长要多留心宝宝的举动，一旦发现宝宝乱咬物品，要及时制止。

不适症状三：烦躁易怒

当宝宝的乳牙慢慢顶出牙龈时，疼痛可能会加剧，这时宝宝可能会出现啼哭、烦躁不安等症状。

危害：牙龈疼痛加剧不仅会造成宝宝烦躁易怒，有些孩子还可能因此出现食欲降低、睡眠不安等症状，从而影响孩子的生长发育。

应对方法：①可以通过讲故事、唱儿歌等方式，转移孩子的注意力；②夏天时，可用冰纱布擦拭宝宝口腔；③如果是牙龈肿痛导致的食欲降低，可给宝宝食用一些凉爽的食物。

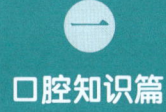

口腔知识篇

不适症状四：发热

牙齿萌出时需要顶破牙龈，常导致牙龈出现糜烂面。当口腔卫生不好时，糜烂面容易感染，严重时孩子就容易出现发热的症状。

危害：一般来说，只有症状很严重时，宝宝才可能出现发热症状。所以，当宝宝因长牙出现发热时，说明其牙龈因长牙导致的糜烂面已经很严重了，若不细心护理，容易导致其他健康问题。

应对方法：①如果宝宝状态非常好，不用在意，多补充水分；②注意糜烂面的清洁，避免再次感染。

需注意的是，长牙的发热一般是低热，如果宝宝全身状态不好，高热不退，就需要去医院检查是不是得了其他疾病，不要误认为是长牙所致而延误治疗。

9. 长牙期的宝宝，能不能用奶瓶

随着孩子的成长，家长需要考虑和担心的问题也越来越多。就拿长牙期来说，除了因长牙导致的各种不适让宝宝和家长困扰不已外，用奶瓶喝奶会不会导致孩子"地包天"、口齿不清等，也成了众多家长担心的问题。

护卫牙健康

孩子"地包天",不是奶瓶的错

临床上,因用奶瓶喝奶导致"地包天"或"天包地"的患儿并不在少数,有些患儿甚至因为各种错颌畸形而出现口齿不清的现象。其实,"罪魁祸首"并非奶瓶,而是先天遗传因素,或者长期吐舌、咬舌、咬唇等不良的口腔习惯造成。当然,不当的喝奶姿势也是重要诱因之一。比如,对于习惯平躺着喝奶的孩子来说,为了喝到奶瓶中的剩余奶,下颌必然要使出更大的力气,久而久之,就容易导致"地包天"现象。

正确使用奶瓶的方法

(1)建议一岁半以后的孩子可以不用奶瓶,尝试用杯子喝奶。

(2)不管是抱在怀里还是放在床上,给孩子喂奶时,应让孩子保持斜卧的姿势,头微抬,以和身体保持45°的角度为最佳。

(3)使用安抚奶嘴时,一天不能超过6小时,2~3岁后避免使用安抚奶嘴。

戒掉不良口腔习惯,有些"地包天"可自行恢复

大多数的错颌畸形都是因为长期用口呼吸、异常吞咽、咬舌、咬唇等不良的口腔习惯造成。因此,对于已经发生错颌畸形

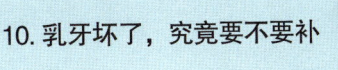

的孩子来说,最重要的就是戒掉不良习惯。不良因素去除后,孩子的错颌畸形会慢慢改善。对于比较严重的错颌畸形患儿,或者不良习惯一直得不到纠正的患儿来说,就需要去医院,在医生的帮助下接受早期矫治。

10. 乳牙坏了,究竟要不要补

生活实例

4岁的萌萌非常喜欢吃巧克力,每个星期她最期待的就是周末去爷爷奶奶家,可以有吃不完的巧克力和糖果。临走时,奶奶还会抓一大把糖果放在萌萌的小背包里。近来,炎热的天气又激发了萌萌对冰激凌的热情。一天,萌萌吃着冰激凌,突然大哭起来,哇哇地喊牙疼。这下奶奶急坏了,立刻带着孙女去口腔医院检查。医生检查后发现,萌萌喊疼的那颗牙齿已经出现很深的龋洞,所以一受冷饮的刺激,就会异常疼痛。

护卫牙健康

小洞及时补，不要等到牙痛才救治

龋齿的龋洞较深时，会出现吃冷、热食物牙齿疼痛的症状，这都是一天天积累起来的"甜蜜"苦果。家长们需要知道，日常保护宝贝乳牙有四道关口可以把握：①发现小洞，及时补洞；②感觉牙痛要及时去医院进行详细检查；③只剩牙根时要及时治疗，防止影响其他牙齿发育；④牙齿缺失时要去医院定制间隙保持器。

"生活实例"中萌萌的情况正处于第二道关口。龋病在波及牙本质深层之前，不适症状不明显，也不易发现牙齿的小龋洞。只有定期检查，医生才能够发现浅龋和中龋，及时进行去龋充填，一次就可以完成治疗。而萌萌等到有了疼痛的症状才去就诊，常常是龋洞已经很深，甚至波及牙神经。如果龋齿没有得到及时治疗，宝宝不敢用有龋坏的那一边就不能吃东西，两侧牙齿咀嚼不平衡，时间长了，脸可能会"长歪"。

两招呵护"反正会掉"的乳牙

（1）三三刷牙法。小朋友要养成每天早晚刷牙、饭后漱口的好习惯。这里教大家一个"三三刷牙法"：每天吃完三餐后刷牙，且每次刷牙的时间为3分钟，每个区域至少刷5次以上。

（2）正餐吃饱，少吃零食。每天定时进食早、中、晚三餐，三餐的分量要足够；如果两餐之间觉得肚子饿，可加一次茶点；

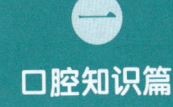

口腔知识篇

若想吃零食或喝饮品，可在正餐后一次吃掉。少吃零食，尤其是甜食，可避免牙齿被酸蚀导致的牙齿敏感；还应减少吃高酸性的食物或饮用碳酸饮料。为了避免牙齿崩裂，应少吃坚硬的食物，如骨头、硬壳类食物等。

最后，家长不要忘了定期带小朋友去医院检查牙齿，如果牙齿有龋坏，要及时补，以免"小洞不补，大洞吃苦"。

11. 孩子也需要洗牙吗

生活实例

3岁的敏敏门牙上出现了黑黑的斑块，看起来脏脏的，怎么刷都刷不掉。妈妈问从小带敏敏的外婆，这是什么时候染上的，外婆也答不出所以然。口腔科医生看了后说，这是色素沉积，与日常的口腔卫生习惯有关，只要孩子能配合，可以通过洗牙去除色素。敏敏妈妈和外婆很疑惑，小孩子究竟能不能洗牙呢？

护卫牙健康

只要有色素、牙结石,就需要洗牙

洗牙的目的是为了去除口腔内的牙菌斑和牙结石,削减导致龋坏的致病菌,防止牙周疾病的发生。日常环境下,牙菌斑和一些食物沉积物可以通过正确刷牙和使用牙线的方法去除,但若牙菌斑持久不清除,形成牙结石,就只能用超声波洁牙机洗牙,或用手工刮治器去除牙结石。

因此,只要孩子牙齿上有难以用牙刷清洁干净的脏东西,比如很难通过刷牙去除的色素、牙结石,在小朋友可以配合治疗的情况下,都需要通过牙医的帮助进行洗牙。

不注意口腔卫生,孩子也会有牙结石

牙齿变黑通常有两种原因:①单纯的色素沉着。源于牙齿表面粗糙、牙齿排列不齐,不容易清洁,造成食物残渣长期附着在牙面上;也可能与孩子的体质相关,如唾液流速慢、量小,导致色素沉着;饮食卫生习惯也对其有影响,如吃甜的、黏的、有色的食物多,或清洁习惯不好,吃完上述食物后不及时刷牙、漱口等。②龋齿伴有色素沉着。当牙齿出现龋坏后,将促使色素沉着更快、更严重。

儿童一般在 2~6 岁,牙齿开始出现大量的软垢和色素。我们总认为只有成人才会有牙菌斑、色素、牙结石这些污垢,其实小朋友也会有牙垢,其中黄色部分是软垢,黑黑的就是色素。大

11. 孩子也需要洗牙吗　　口腔知识篇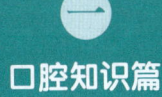

量的软垢堆积在牙齿舌侧及牙齿颈部龈缘附近，若不及时清除，会导致牙菌斑长期存在，极易使孩子发生龋齿或牙龈炎。

学龄前儿童洗牙和成人略有不同

孩子洗牙不同于成年人，2~6岁的孩子很少有牙结石，一般只是色素和软垢，最常使用的是橡皮轮杯加磨砂膏抛光。洗过的牙齿洁白光亮，小朋友们习惯后，都会非常愿意接受洗牙，因为他们知道洗牙不疼，洗完之后牙齿会漂亮，牙垢、色素通通不见。

特别提醒

家中长辈可以定期带孩子到医院做口腔检查，并且让孩子学会正确的刷牙方法，养成良好的口腔保健意识和行为习惯。只有定期检查，早诊断、早治疗，才能更好地保护孩子的口腔健康。现代医学技术更加人性化，看牙没有孩子想象中那么可怕，孩子完全可以在轻松舒适的过程中完成诊疗。

护卫牙健康

12. 孩子突遇牙外伤，家长如何应对

生活实例

前段时间，李奶奶去幼儿园接4岁的孙女美美回家时，发现孩子上颌左侧的乳牙少了一颗。于是，李奶奶立马去找当天的带班老师，询问发生了什么情况。老师说，美美是因为不小心摔倒，牙齿刚好磕到了桌边，所以一颗牙齿就被磕掉了。老师还说，当时美美满嘴是血，校医已经帮孩子做了止血和清洁工作。李奶奶很生气，为什么孩子牙齿都被磕掉了，而老师却不带孩子去医院或者打电话告知家长，只是简单地做个清洗？对此，老师也表示很委屈："乳牙掉了不是还能长吗，为什么一定要大费周章地去医院呢？"

牙外伤就是指牙齿受急剧创伤，特别是打击或撞击所引起的牙体硬组织、牙髓组织和牙周支持组织的损伤，它可以分为牙体硬组织和牙髓组织损伤、牙周组织损伤、支持骨损伤以及牙龈或口腔黏膜损伤四类。临床上比较常见的牙外伤表现有牙齿震荡、牙齿脱位和牙齿折断。

12. 孩子突遇牙外伤，家长如何应对

一 口腔知识篇

宝宝出现乳牙外伤时，可根据以下这些情况选择相应的处理措施。如果是牙齿震荡，牙齿未出现疼痛等表现，建议"受伤"牙齿休息几天，定期复查；如果是牙齿脱位，就要根据具体情况做具体处理。对于乳牙嵌入性脱位，需要观察其与恒牙胚的距离，如果影响到恒牙胚的发育，就需要及时拔除乳牙；如果没有影响到恒牙胚，可以随访观察牙髓情况，择期治疗。对于乳牙部分脱位，则请医生将乳牙重新放置到原来的位置固定后，定期观察牙髓活力，依据具体情况择期处理；乳牙若发生完全脱位，原则上应弃去，一般不予保留。

如果后续恒牙尚未萌出，可考虑使用间隙保持器维持缺损牙的位置。"生活实例"中李奶奶的孙女美美遭遇的就是此类情况，在弃去脱落的乳牙后仍应去医院检查、拍片。

因为牙齿外伤后的处理比较复杂，所以家长应该在日常生活中预防孩子出现牙齿外伤：①在参加体育活动和游戏时，儿童最好穿胶底防滑的旅游鞋、运动鞋，避免参加一些剧烈的运动；②在进行滑板、滑轮等高速度、高风险运动时，应戴头盔、牙托等防护用具，减少牙齿受伤的风险；③不要用牙齿咬过硬的东

护卫牙健康

西，如坚果壳等，以免对牙齿造成损伤。

如果恒牙受到外伤以后脱落，家长一定要尽快找到脱落的牙齿，用手捏住牙冠部位，用凉开水或自来水冲洗表面的污物，但千万不要刷、刮牙根，然后将脱落的牙齿放在牛奶或者生理盐水中，并及时去医院就诊。牙齿外伤后2小时内重新植入口腔的预后较好。

特别提醒

如果发生牙外伤，即使没有明显疼痛，也需要尽早到医院检查。因为有些牙齿外伤的并发症要过几个月才会表现出来。

13. 哪些口腔坏习惯，影响孩子变漂亮

生活实例

丽丽的奶奶最近一直有个疑问：自己孙女小时候人见人

13. 哪些口腔坏习惯，影响孩子变漂亮

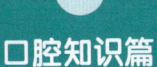

口腔知识篇

爱，为何换牙后脸型越来越难看？奶奶十分为丽丽担心，毕竟是个小姑娘，是会爱美的。奶奶带丽丽去看医生，当医生问"小朋友吃手指吗？咬嘴唇吗？睡觉张嘴吗？"等一系列问题时，丽丽的奶奶觉得医生就像算命先生一样，一问一个准。其实，这不是医生会"算命"，而正是这些不良习惯导致了丽丽面容的改变。

不良口腔习惯会影响牙齿及颌骨的发育，从而破坏孩子原本完美的脸型。在这个极度重视"颜值"的年代，家中长辈们一定要重视。

不良习惯一：张口呼吸

正常的鼻呼吸功能是引导牙颌及颜面部正常发育的保障。长期张口呼吸，气流经口内流出，一般会有舌体下坠，上颌骨内部因为缺乏舌体的刺激，上牙弓内外肌肉压力不平衡，会导致牙颌及颜面部畸形的发生，如牙弓狭窄、腭盖高拱、上牙前突、下颌后缩、长面、鼻中隔偏曲等，从而造成面部肌肉不易活动、缺乏表情的"腺样体面容"。

防治方法：口腔诊断结合呼吸训练。如果发现孩子用嘴呼吸，首先要辨别是否有鼻上呼吸道疾病，如果有的话，要及早治

疗；若无明显鼻上呼吸道疾患，可以尝试按照以下方式进行训练。

（1）**睡觉戴特制口罩**：对养成张口呼吸习惯的宝宝，可以在睡觉时戴一个三层纱布的小口罩，要把鼻孔留在外边，迫使其改用鼻腔呼吸。

（2）**口唇训练**：用上下唇夹一硬纸片，力量以不易抽出为宜，每日3次，每次5~10分钟。

（3）**平时尽量用鼻呼吸**：很多孩子习惯半张嘴写作业、看电视等，这个时候家长可以鼓励孩子闭口用鼻呼吸，慢慢地纠正宝宝用口呼吸的习惯。

（4）**牙齿矫治**：对已形成严重错颌的儿童，应尽早去口腔医院明确诊断并施行矫治。

不良习惯二：喜欢吮指

吮指习惯比较常见，在不同年龄也有不同的意义。一般认为，如果3岁以上的儿童仍有吮指行为，则判断为有吮指习惯。吮指习惯对"颜值"的影响与患者吮指部位、吮吸姿势、吮吸肌肉收缩张力及吮指强度和频率都有关系。同时，吮指习惯持续时间越长，造成的影响就越严重。多数情况下，吮指习惯在前牙区会造成上前牙前突、前牙深覆盖等；在后牙区可以造成上颌牙弓宽度减少以及后牙反𬌗。如果吮拇指时，将手指放置在正在萌出的上下前牙之间，则会阻止前牙的正常萌出，形成前牙圆形开

13. 哪些口腔坏习惯，影响孩子变漂亮

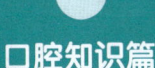
口腔知识篇

殆，并且会影响患者发音，造成口齿不清。

防治方法：首先尝试丰富宝宝的生活，如带宝宝去户外或者做游戏等，以转移宝宝的注意力；或在被吮吸的手指上绑胶带以作提醒。对青春期仍有吮指习惯的女孩子来说，可以在手指上涂一些对身体无害的、有怪味的指甲油帮助纠正吮指习惯。

不良习惯三：异常吞咽（舌习惯）

婴儿型吞咽是新生儿口颌系统的主要活动，在乳牙萌出之前，婴儿将舌放在上下颌龈垫之间，唇、颊收缩形成唧筒状吸奶并进行吞咽。如果孩子乳牙萌出并有上下牙齿咬合后仍然保留婴儿式吞咽，则为"异常吞咽"。异常吞咽习惯的患者，常将舌头放在上下前牙之间形成开𬌗，前牙开𬌗打开的间隙呈与舌头外形一致的楔形间隙。由于舌经常放在上下牙之间，颊肌张力增大，导致上牙弓缩窄；由于后牙咬合打开，使后牙继续萌出而使下颌向下、向后旋转生长，上前牙前突，前牙开𬌗，吞咽时舌刺入上下前牙之间，表情肌和唇肌活动明显。

防治方法：①进行弹舌动作以明确舌体应在位置；②训练舌肌。将舌头抬至上腭，在咬紧牙后舌体用力铺满上腭，持续45秒，休息15秒，每次10分钟，一天3次；③若不能坚持训练，可做舌栅、舌刺等矫治装置，改正伸舌吞咽和吐舌习惯，同时训练正常的吞咽动作。

护卫牙健康

不良习惯四：偏侧咀嚼

进食时，大多数人是用左右两侧的牙齿同时咀嚼或者左右交替使用。这样不仅能充分发挥全部牙齿的咀嚼功能，而且对双侧颌骨和肌肉也有生理性刺激，这对处于生长发育时期的青少年来说尤其重要。但有些患者常常习惯于只用一侧牙齿嚼东西，而另一侧牙齿则完全弃之不用（这可能与一侧牙齿龋坏，导致咀嚼疼痛有关），这样不仅会影响患者的咬合关系，同时不用的那边牙齿易发龋病和牙龈炎，咀嚼侧牙齿更易严重磨耗。长期偏侧咀嚼还会导致颜面不对称及颞下颌关节紊乱。

防治方法： 治好龋病，修复缺损牙冠。明确偏侧咀嚼的病因非常重要，若一侧牙齿龋坏，则应尽快治疗患龋的牙齿，缺损面积大者及时修补缺损的牙齿。要有意识地教导孩子交替使用双侧牙齿咀嚼食物，经过一段时间的锻炼，使得咀嚼能够自如，两侧牙齿及骨骼便能得以均衡发展。

其他诸如咬唇、咬物等习惯也会在一定程度上影响牙齿的位置及排列，这些不良口唇习惯会影响牙齿及颌骨的发育，从而破坏宝宝们原本美观的脸型。为了孩子的"颜值"，家中长辈一定要注意观察宝宝的这些小细节，并及时纠正。同时，要坚持早发现、早诊断、早治疗的原则，必要的时候可以请专业的医生帮忙，让宝贝美得自然。

14. 换牙了，宝宝的这些牙齿问题你留意了吗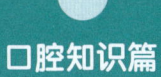

口腔知识篇

14. 换牙了，宝宝的这些牙齿问题你留意了吗

孩子换牙，对于家长而言，真的是几家欢喜几家愁。因为有些小朋友在换牙期间会出现各种各样的"意外"，如该掉的牙齿不及时掉、门牙有缝隙……碰到这些"意外"，家中长辈该如何处理呢？

前牙列拥挤

恒牙萌出初期，由于恒切牙比乳切牙大很多，可能会出现轻度的拥挤，但随着颌骨和牙槽骨的生长会有所改善。如果在7～10岁，孩子切牙的拥挤情况没有完全改善，那么乳磨牙替换期（10～12岁）是调整的有利时机。替换乳磨牙的恒前磨牙一般要比乳磨牙小，因此可以适当缓解前牙的拥挤。

专家支招　一般推荐在恒切牙替换完成时，去专业正畸科医生处检查颌骨的生长发育情况。若发现颌骨发育异常，可早期干预，促进颌骨的发育，缓解牙列拥挤，从而有利于后期正畸治疗的顺利进行。

护卫牙健康

门牙间有缝隙

上颌恒中切牙初萌时,由于恒侧切牙的牙胚挤压中切牙根端,使中切牙牙根向近中、牙冠向远中方向倾斜,两颗门牙之间出现间隙。一般待尖牙完全萌出后,间隙会自行消失,但是要排除多生牙及唇系带附着过低的情况。多生牙是指在牙槽骨内生长的多余的牙齿,早期需要拍片才能发现。唇系带是唇侧正中与牙龈相连的一条系带,一般会随着牙齿的萌出而自然退缩,如果退缩不完全,会使门牙之间出现间隙。

专家支招　两个恒切牙之间出现间隙时,建议先去医院拍片检查,排除以上两种因素后,耐心等待牙列自然替换。

乳牙滞留

乳恒牙的替换是一个复杂的生物学过程,伴随着恒牙胚的发育、移动和乳牙根的生理性吸收,乳牙会出现松动、脱落,恒牙萌出。但是很多孩子会出现恒牙已萌出,乳牙还不掉的现象,这种情况称为"乳牙滞留"。

14. 换牙了，宝宝的这些牙齿问题你留意了吗

口腔知识篇

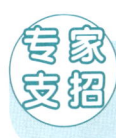

尽早拔除滞留的乳牙，以缓解恒牙萌出的阻力。

第一恒磨牙龋坏

第一恒磨牙上下左右各一颗，不替换任何牙齿，一般在6岁时自行萌出，俗称"六龄齿"。由于萌出时间早、位置靠后，很多家长误认为是乳牙，从而忽略了对第一恒磨牙的保护及清洁。其实，第一恒磨牙是承担咀嚼功能最重要的牙齿，也是整个牙列的关键。

第一恒磨牙是承担咀嚼功能最重要的牙齿，因此要特别重视。除了每天有效刷牙、清洁牙菌斑外，还可以待其完全萌出后进行窝沟封闭，为牙齿涂上保护层，增强牙齿的抗龋能力。

护卫牙健康

15. 牙周病为什么会找上中学生

生活实例

▼

这段时间，细心的小文奶奶发现，孙女小文每次刷牙时牙刷上都会留下很多血。奶奶以为是小文初中学习太累了，休息不好才导致牙龈出血的，所以一直叮嘱小文早点睡。可坚持早睡了一段时间后，小文的牙龈出血状况依然没有得到改善。小文奶奶跟小文父母提及后，大家都觉得有必要带小文去看医生了。医生检查后发现，小文得了牙周病，牙龈出血正是牙周病的常见症状之一。大家都不明白，这么小的孩子怎么会得牙周病？

成年人的牙周病，其临床表现更多的可能是牙龈退缩、牙齿松动等，但中学生所患的牙周病有其特殊性，它主要表现为青春期龈炎。

青春期龈炎临床表现为炎症好发于前牙唇侧的牙龈乳头和龈缘，舌侧牙龈较少发生。唇侧牙龈肿胀较明显，龈乳头呈球状突

15. 牙周病为什么会找上中学生

口腔知识篇

起，颜色呈暗红或鲜红、光亮、质地软，触碰易出血。龈沟可加深形成龈袋，无牙槽骨的破坏吸收。患者自觉症状常表现为刷牙或咬硬物时出血、口臭等。

牙菌斑是牙周病的主要致病因子，控制牙菌斑是预防和治疗牙周病的有效措施。清除牙菌斑、保持牙面清洁是预防中学生患上牙周病的关键。

中学生正处于青春期，是青春期龈炎的好发群体。一方面，这一年龄段的人由于乳恒牙的更替、牙齿排列不齐或佩戴矫治器等，牙齿不易清洁，如果未保持良好的口腔卫生习惯，如正确刷牙、使用牙线等，容易造成菌斑滞留，引起牙龈炎；另一方面，中学生正处于青春发育期，由于身体内分泌的改变，牙龈组织对菌斑等局部刺激物的反应性增强，会产生较明显的炎症反应，或使原有的慢性牙龈炎症加重。此外，容易导致牙齿松动、脱落的部分侵袭性牙周炎也始发于青春期前后。因此，中学生需要每隔半年进行口腔检查，及时纠正口腔不良习惯，早期治疗或控制牙龈炎症，避免对牙周组织造成更深的、不可逆的破坏。

专家支招

对中学生而言，预防牙周病的方法主要是：每天至少早、晚各刷牙一次，饭后漱口，及时清除牙面菌斑，保持牙面特别是近龈缘处牙面的清洁，

护卫牙健康

同时使用牙线和牙间隙刷清除牙齿邻面菌斑。然而,即使每天认真刷牙,仍免不了有些部位会存在菌斑和牙结石,建议每隔半年去专业医院进行口腔检查。对于已经患牙龈炎者,医生会根据情况制订不同的牙周治疗方案,包括最基础的龈上洁治术(即洗牙),通过去除局部刺激因素,可以使牙龈炎痊愈,牙周恢复健康。

二
保健护齿篇

护卫牙健康

16. 选牙刷,真的那么讲究吗

生活实例

最近,张奶奶深受一件事的困扰。她说:"作为家庭老主妇,购买日常用品自然是我的分内之事,我也喜欢为小辈们挑选各种各样的日用品。可唯独购买牙刷,让我很头疼。口腔医生告诉我,不同人对牙刷的需求不一样,我很想知道,牙刷到底应该怎么选择?什么样的牙刷才是最合适的呢?"

市面上的牙刷品种繁多,选择牙刷应根据个人情况而定,适合自己的才是最好的。

推荐刷毛末端磨圆的中软毛牙刷

很多人认为,用硬毛牙刷更容易将牙齿上的细菌和菌斑刷干净,其实不然。长期使用硬毛牙刷对牙齿釉质的刺激较大,如果刷牙方式不正确,非常容易导致楔状缺损(牙颈部出现横向的磨损沟),这些磨损沟易成为细菌的聚集地。

选择牙刷的基本原则包括:①刷头小;②刷毛硬度为中毛或

16. 选牙刷，真的那么讲究吗

软毛；③刷柄易把握。通常情况可选择中毛或软毛，刷毛末端充分磨圆的牙刷。电动牙刷适用于使用普通牙刷达不到理想清洁效果的人。对于舌苔较厚的人可选择带有舌苔清洁器的牙刷，以去除角化伸长的乳头和附着在上面的真菌，减轻和预防口臭。

干燥、勤换、独用——牙刷使用三大原则

牙刷是维护口腔健康的主要工具，我们每天都在和牙刷"打交道"。但很多人只了解如何用牙刷刷牙，却不知道如何保养、维护牙刷。

- 每次用完牙刷后要彻底洗涤，并将水分尽量甩去，将牙刷头朝上放在漱口杯里，或者放在通风、有日光的地方，使它干燥。
- 如果条件许可，可同时购买2把或3把牙刷轮换使用，使牙刷的干燥时间延长。这样做对患有牙龈炎和牙周病的人来说尤其重要。另外，轮换使用也能保持牙刷毛的弹性。
- 刷毛已散开或卷曲、失去弹性的旧牙刷必须及时更换，否则对牙齿和牙龈不利。一般来说，不管多好的牙刷，3个月必须换新的。
- 过集体生活的儿童或青少年，每周应将牙刷集

护卫牙健康

> 中进行一次彻底的清洗消毒。
> - 牙刷不能混用,以防相互传染疾病。

17. 哪些人需要使用牙缝刷

生活实例

张爷爷有一次去牙科门诊看牙,在门外排队的时候听到诊室内一位患者和医生的对话——"医生,我觉得我挺爱护牙齿的,刷牙也挺认真的,一天刷两三次。为什么你还觉得我没刷干净呢?""你的牙缝中嵌了很多东西,没清理干净。建议使用牙线、牙缝刷或者冲牙器来清理牙缝。""牙线我听过,牙缝刷和冲牙器是什么啊?怎么用呢?"张爷爷听后也觉得这是他的疑问。那么这些问题的答案究竟是什么呢?

17. 哪些人需要使用牙缝刷　　保健护齿篇

牙缝刷用于清洁牙齿邻面

牙缝刷，又名齿间刷或牙间隙刷，主要用来清除牙间隙之间残留的食物和菌斑等。牙缝刷与牙线、冲牙器等可作为牙刷的辅助工具，清理牙齿的邻面。从外观上，牙缝刷与普通牙刷相似，但轻便许多。牙缝刷分刷头和刷柄两部分，刷头呈锥体形，有不同大小的型号，适用于不同宽度的牙缝。

通常情况下，以下三类人群推荐使用牙缝刷：①牙龈退缩、牙列不齐、牙缝较大的患者；②正畸患者，因为带着托槽不方便使用牙线，可以使用牙缝刷伸入牙缝清理；③安装了假牙，牙之间存在缝隙容易容纳食物残留的患者。

牙缝刷怎么选择

市售的牙缝刷品牌琳琅满目，形态、尺寸各不相同，选择的关键在于刷毛尺寸。一般来说，牙缝刷的尺寸是依牙缝的最小通过径来区分的，一般粗细在 0.7～1.5 毫米，选择的标准则是能够轻易放进牙缝的最大尺寸。

牙缝刷并不是一次性产品，所以每次用完之后要注意清洁和保存。通常在每天睡前使用一次的频率下，牙缝刷的使用寿命是 2 周。

牙缝刷应该怎么用

将牙缝刷轻轻伸入牙缝，前后来回操作 2～3 次清洁牙缝的

护卫牙健康

动作,剔除食物残渣。插入有困难时,不宜勉强进入,以免损伤牙龈。

若是遇到难刷部位,可以通过换不同刷头或者调节刷头形态来进行清洁。清洁完毕后,要将带有食物残渣的刷毛置入水杯或用水龙头清洗,将刷毛上的残渣清除干净后,放置于通风处晾干。

18. 不当刷法刷"断"牙,楔状缺损怎么防

生活实例

大家都知道,不注重口腔卫生对牙齿有害,但大家可能不知道,刷牙太用力也会伤害到牙齿。顾伯伯每天坚持刷牙,十余年如一日,却有22颗牙齿被"刷"出了楔状缺损,一碰到酸、冷的食物就疼痛难忍。顾伯伯很纳闷,用力刷牙为什么会刷坏牙齿呢?楔状缺损又是一种什么疾病呢?

18. 不当刷法刷"断"牙，楔状缺损怎么防

保健护齿篇

横刷法"刷"出一道沟

楔状缺损是一种常见的牙齿疾病，因缺损常呈楔形而得名。导致楔状缺损的原因有很多，最主要的是因为刷牙时横向摩擦，这也是楔状缺损绝大多数发生在牙齿靠近嘴唇、脸颊那一面的原因。患者常有用硬毛牙刷横向刷牙的习惯，横刷牙比竖刷牙危害性大一倍以上。刷牙方式、刷毛的硬度及牙膏颗粒的大小与楔状缺损有明显的关系。一般来说，牙刷刷毛越硬、牙膏颗粒越粗、刷牙越用力，缺损的情况就越严重。

牙颈部的结构比较薄弱，甚至有牙釉质与牙骨质不相接，露出牙本质的情况存在，加之牙龈在该处易发生炎症和退缩，故该处耐磨损力最低而容易造成病变。牙龈退缩程度严重的患牙，其楔状缺损严重程度亦增加。

酸蚀也是导致楔状缺损的原因之一。酸性物质对牙齿有溶解腐蚀作用，而牙冠与牙根交接的牙颈部在酸性环境中容易脱矿变软，更容易受到机械摩擦的伤害。

楔状缺损易引发多种牙病

楔状缺损在人群中的发病率较高，尤其是在老年人中，患病率高达47.5%～60%。楔状缺损危害也相当严重，患者早期可有牙本质过敏，进一步可引起牙髓病和根尖周病甚至牙折。

损耗甚小（浅）的楔状缺损若无症状，可不必治疗；有牙本

质过敏者，可用药物脱敏；过大、过深的缺损，可用充填法修复；已穿髓者在根管治疗后，再做进一步冠修复。

预防楔状缺损应培养良好的口腔卫生习惯，掌握正确的刷牙方法（改良 Bass 刷牙法），选择有利于口腔健康的牙刷，就能有效减少牙楔状缺损的发生率。

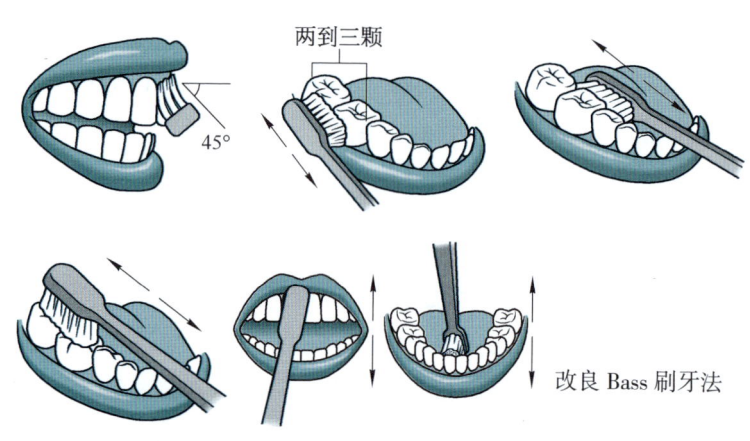

改良 Bass 刷牙法

19. 冲牙器怎么用才事半功倍

冲牙器主要适用于对口腔清洁要求较高，正常刷牙难以达标的人群，例如：①正畸患者，托槽周围容易滞留牙菌斑，单纯的刷牙不容易清洁到位；②牙缝大、容易塞牙的人群，牙缝中残留

19. 冲牙器怎么用才事半功倍

保健护齿篇

生活实例

老王每天都认真刷牙，却仍然有蛀牙，也经常牙龈出血。好不容易下定决心去医院看了才知道，原来每天刷牙并不代表真正刷干净。平时的刷牙，刷到的只是牙表面，牙与牙之间的缝隙却被漏掉了。医生推荐老王饭后使用牙线及冲牙器，但老王觉得牙线用起来太复杂，冲牙器跟刷牙又有什么区别呢？

的食物、菌斑仅靠刷牙难以完全去除；③需要日常维护的牙周炎患者，在维护治疗期间通常存在牙龈红肿，牙周及口腔异味等口腔问题，需要更好地维持口腔卫生；④容易蛀牙的人群；⑤种植牙患者，口腔内的种植体也需要日常维护。

根据不同的使用目的，可以选择不同的喷头。目前市面上不仅有用于日常清洁的标准喷头，还有一些用于特殊目的的喷头，如适用于牙周炎患者牙周袋清洁的牙周袋喷头，适用于清洁托槽的正畸喷头，适用于种植牙、修复体的牙菌斑喷头。

使用冲牙器还需注意以下几点。

（1）**冲牙器不能代替刷牙**。冲牙器只是一种辅助清洁措施，必须与刷牙配合，才能发挥其作用。研究表明，同时使用冲牙器

护卫牙健康

和手动刷牙可以降低全口 74.4% 及牙邻间区 81.6% 的菌斑。

（2）冲牙器冲不掉牙结石。一些冲牙器在宣传的时候也说自己是"洗牙器"，这个"洗牙"只是冲洗牙齿的意思。冲牙器只能延缓牙结石的形成，而无法去除已形成的牙结石。建议普通人群每半年到一年去口腔医院牙周科进行深层清洁，牙周炎患者按医嘱每 3 个月进行复查。

（3）冲牙器不能完全代替牙线。目前认为，冲牙器并不能完全替代牙线。在一些牙齿间隙很小的地方，牙线的使用效果较好。

（4）使用冲牙器不会损害牙龈。大量研究已经证明，正确使用的情况下，冲牙器的脉冲水柱不会对正常牙龈以及牙周炎患者的牙龈产生不良影响。

20. 牙签的作用与牙线一样吗

许多人在使用牙签时，经常不顾及方向便使劲往外剔，这样做很容易伤到牙龈。特别是老年朋友们，更喜欢用牙签剔牙，可有的牙签质量很差，表面又粗糙，常会有损牙齿。建议使用牙签时，应将牙签放置在与牙齿呈 45° 左右的位置，并从牙根向牙面

20. 牙签的作用与牙线一样吗

保健护齿篇

的方向剔。牙缝比较大者，要把牙签贴在牙面上刮除污物。

饭后先漱口是非常简单、有效的口腔清洁方法，但估计做到的人不多。更常见的做法是茶余饭后用牙签剔牙。凡到饭店

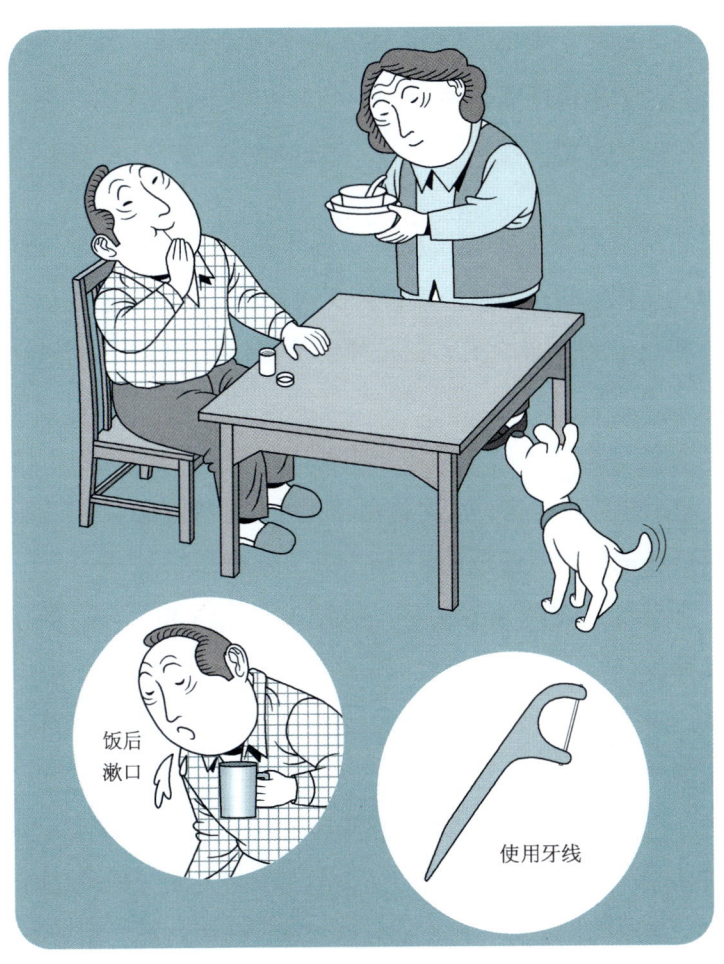

饭后漱口

使用牙线

护卫牙健康

专家支招

吃饭时若食物残渣塞入牙缝，应及时剔除，否则不仅会引发牙龈炎症，各种细菌长时间附着在牙面上，还会引发龋齿或牙周病等情况。推荐饭后先漱口，要多漱几次后再用牙线，这样更利于保持牙齿清洁。

就餐，每家餐桌上都会摆放着一盒牙签，却很少看到牙线，这是为什么呢？可能有两方面原因：一是食客饭后嘴里易留残渣，用牙签已经习惯成自然；二是牙签价格比牙线便宜，餐馆无意使用牙线。

有些食物塞牙后，用牙刷使劲刷也刷不掉，即使用牙签剔牙，有时也剔不出来，此时使用牙线去除牙缝间嵌塞物就是一个非常好的选择，但还要看是否正确使用牙线。

牙线的正确使用方法是：先取一段长 15 厘米左右的牙线，两端并拢打结，形成一个线圈；然后用双手的食指和拇指将线圈绷紧，两指间相距 1.0 厘米左右，将此段牙线轻轻通过两牙之间。如果两牙之间较紧不易通过时，可做里外拉锯式动作通过。牙线通过牙齿到达牙龈的边缘后，将牙线紧贴一侧牙面，并呈"C形"包绕牙面，朝向牙线进入的反方向移动，以刮除牙齿相邻面上的菌斑，每个邻面重复 3 次左右；然后将牙线包绕另一侧牙面，重复刮除的动作；重复上述动作清洁下一牙间隙邻面。此外，很多药店可以购买到一盒50支或100支的牙线棒，集牙线与牙签功能于一身，且价格不贵，使用起来简单又方便。

21. 功能性牙膏琳琅满目，该如何选择

生活实例

老李去超市购买牙膏，发现牙膏品种琳琅满目，而且大多是功能性牙膏，比如含氟牙膏、抗牙龈炎牙膏、抗牙本质敏感牙膏、美白牙膏等。这些功能性牙膏有用吗？到底该如何选择适合自己的牙膏？

功能性牙膏需在医生指导下使用

牙膏是一种辅助刷牙的化学制剂，可增强刷牙时的摩擦力，帮助去除食物残屑、软垢和菌斑，有助于消除或减轻口腔异味，使口气清新。如果在牙膏的基础成分之外再加入其他有效成分，

护卫牙健康

如氟化物、抗菌药物和抗牙本质敏感的化学物质，则分别具有防龋、减少牙菌斑和抗牙本质敏感的作用。

不过，还是要提醒读者朋友们：不要指望牙膏能解决你的牙齿及口腔问题，出现问题一定要及时求助牙医。牙膏只能作为预防、缓解口腔问题的辅助用品，而且最好在口腔医生的指导和建议下合理使用功能性牙膏。

牙膏成分不同，功能也有差异

（1）含氟牙膏。刷牙时，含氟牙膏中的氟会释放出来，与膏体中的钙、磷等矿物盐形成含氟矿化系统。一方面，氟离子可以替换牙齿组织矿物盐中的羟基，形成含氟矿物盐，增强牙齿抗龋能力；另一方面，氟化物可以促进牙齿表面矿物质的沉积，使早期的脱矿再矿化，修复牙釉质。由于牙齿在整个龋坏过程中都会发生脱矿，因此在牙膏中添加氟化物可以有效维持口腔内适宜氟浓度，减少牙齿脱矿，延缓龋齿的发生。

目前，美国牙医学会认可的牙膏都含有氟化物。《中国居民口腔健康指南》也认为，使用含氟牙膏刷牙是安全、有效的防龋措施，提倡使用含氟牙膏预防龋病，特别适合有患龋倾向的儿童和老年人使用。

（2）美白牙膏。想让牙膏发挥美白功效，无非通过物理摩擦和化学漂白两种方式。因此，美白牙膏中摩擦剂的比重可能会比

21. 功能性牙膏琳琅满目，该如何选择

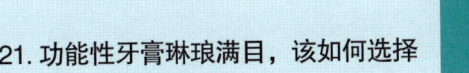

保健护齿篇

普通牙膏高一些。通过摩擦剂颗粒的打磨，可清除牙齿外源性染色。当然，如果长期使用或者掌握不好刷牙的力度，很有可能会过度打磨牙齿，把不该磨掉的部分磨掉，进而损伤牙齿。同时，美白牙膏中还会有过氧化物（一般是过氧化氢），可以在一定程度上漂白茶渍、咖啡渍、烟渍等色素沉着。

（3）**抗敏感牙膏**。如果你的牙齿对冷、热、酸、甜和机械刺激非常敏感，遇到这些刺激时常感到酸痛，不接触这些刺激时又没有特殊的感觉，那么你可能有牙本质过敏症，抗敏感牙膏也许正是你需要的。这类牙膏一般会通过添加两种成分对抗和缓解牙本质敏感：一是干扰致敏神经传导能力的成分，如硝酸钾；二是封闭外露的牙本质小管，防止其中的神经末梢受刺激而产生疼痛的成分，比如乙酸锶。

（4）**防口臭牙膏**。全身性疾病（如呼吸、消化系统的疾病）或局部性的口腔疾病及口腔不卫生，均能导致口臭。牙膏只能对后者引起的口源性口臭起到一定的缓解作用。

（5）**消炎类药物牙膏**。在普通牙膏的基础配方中加入某些具有消炎抗菌作用的药物成分（如洗必泰等），从而在一定程度上缓解和预防牙周炎、牙龈炎等。但是要注意：不建议长期使用这类牙膏，否则可能会有口腔内菌群失调的风险。

（6）**中草药牙膏**。中草药牙膏是国内市场的特色，这类牙膏中含有一些中草药成分，比如连翘、田七、芦荟、草珊瑚、黄

护卫牙健康

芩等，对于炎症、疼痛、牙龈出血、牙龈红肿、口臭、牙质过敏症等也都有一定的辅助治疗作用。

> **辟谣：牙膏管底部的颜色条和其成分含量关系不大**

社会上曾有流言传说，牙膏管底部的颜色条代表不同的成分：绿色表示纯天然；蓝色表示一部分天然，一部分药用成分；红色表示一半是天然成分，一半是化学成分；黑色表示5%化学品，95%纯天然成分。

而实际上，牙膏包装底部的颜色条是用于牙膏生产过程中产品封尾时的定位与识别，被称为电眼定位点，常用的有红色、蓝色、绿色及黑色等。中国口腔清洁护理用品工业协会也在网站上发布说明指出：牙膏包装底部的颜色条是用于牙膏生产过程中产品封尾时的定位与识别的。电眼定位功能在印刷软管类包装的时候很常见，用于在产品制作完成后，软管自动填充时封尾机的定位感应。充料完成后，软管放在自动封尾机上，机器感应到相关颜色点，开始自动封住软管，以确保封尾时包装处于正确的位置，与产品的成分无任何关系。传言中提到的"以牙膏管底部颜色条区分牙膏成分"的观点是错误的，对消费者无任何指导意义。

22. 用了漱口水，还需刷牙吗

漱口水不仅可以辅助清洁口腔、清新口气，还具有杀菌镇痛，预防和缓解牙龈出血、口腔溃疡等功效。随着人们对口腔问题的重视，使用漱口水的人越来越多。然而，有些人认为漱口水的功能强大，就可以不用刷牙了，或者减少了其他清洁口腔的方式，这样的做法对吗？

恰当使用漱口水，能够有效帮助牙齿清洁

漱口是最常用的口腔护理和保健方法之一。使用漱口水可清洁牙刷不易到达的部位，是一种很好的辅助控制菌斑的措施。市面上看到的漱口水主要成分为氟化物、氯化锶、表面活性剂、薄荷、香精等，能够在不同程度上起到预防口腔疾病的作用，如清洁口腔、减少菌斑、清除异味、预防疾病（如减少龋齿和牙龈问题）、增白牙齿等。

常用漱口水固然有益于口腔健康，但要提醒的是：不建议长期反复使用同一种漱口水，以免造成口腔内细菌耐药。

口腔保健，只用漱口水远远不够

我们都知道，口腔两大常见疾病是龋齿和牙周病，它们的主

护卫牙健康

要致病因素都是牙菌斑。我们日常使用的口腔护理方法，其目的是要控制菌斑的形成，降低细菌数量，以预防口腔疾病。除了经常漱口外，还包括正确刷牙、使用牙线等清洁工具。

（1）**正确刷牙**。刷牙是自我清除菌斑的主要手段，使用设计合理的牙刷和掌握正确的刷牙方法能有效地清除菌斑，一般主张每天早、晚各刷牙一次。牙刷可以根据自己的牙周情况来选择，一般宜选择中软毛、头部较小、能够在口腔内充分转动的牙刷。

（2）**使用牙齿邻面清洁工具**。一般的刷牙方法能清除大部分菌斑，但是在牙齿邻面的余留菌斑需要应用牙齿邻面清洁工具，包括牙线、牙间隙刷等。尤其是牙线，对于牙龈没有退缩的牙间隙最为适用。

（3）**定期口腔检查、洗牙**。尽管我们或多或少地掌握了几种口腔清洁方法，但仍然免不了会有口腔问题发生，所以每年一两次的定期口腔检查和洗牙十分重要。专业的口腔检查以及护理能大大减少口腔问题的产生，防患于未然。

二 保健护齿篇

23. 饭后该不该马上刷牙

生活实例

一位在韩国工作过的患者来牙科就诊时告诉医生,他在韩国的时候,午饭过后,首尔商务楼里的白领们一字排开来刷牙,这壮观景象真可谓另一种"江南style"。于是,他也学着人家饭后刷牙,可惜效果并不理想。他很奇怪,自己坚持饭后刷牙,为什么还会出现这么多牙齿问题?

为什么饭后应该刷牙

首先要从牙齿的结构说起。牙体组织是由牙釉质、牙本质、牙骨质这三种钙化的硬组织和牙髓软组织组成的。牙釉质位于牙冠表面,呈淡黄、半透明的象牙色,有光泽,主要由磷酸钙及碳酸钙组成,是人体最硬的组织,它会保护牙齿不受酸的侵蚀。如果牙釉质被破坏,牙齿就容易受到损害。

吃饭后,口腔中的细菌会发酵食物残渣中的蔗糖产酸,导致口腔呈酸性状态,长此以往,会造成牙釉质脱矿,易产生龋

护卫牙健康

齿。而饭后刷牙能去除牙菌斑、软垢和食物残渣，保持口腔卫生，维护牙齿和牙周组织健康。因此，饭后刷牙也是一个良好的口腔卫生习惯。但也有观点认为，饭后半小时是酸性物质产生的高峰期，这时的牙釉质比较脆弱，马上刷牙会导致牙釉质磨损。因此，我们在提倡饭后刷牙的同时，还应该选择好刷牙的时机。

饭后清洁口腔可以选择漱口

刚吃完东西的时候，大家都会觉得牙齿上有食物残留，嘴巴里的味道也不甚清新，不刷牙简直难以忍受。那该怎么办呢？其实，饭后的口腔清洁未必一定要用牙刷，饭后立即漱口对牙齿保护很重要，是个好习惯。饭后用清水漱口不但能够冲洗掉大部分附着于牙缝和牙龈上的食物残渣，减少口腔中细菌滋生的可能，还能使酸化的口腔环境恢复正常，被软化的牙釉质也能恢复强度，从而预防口腔疾病的发生。

饭后刷牙，最好半小时以后

如果坚持要饭后刷牙，最好是先漱口，然后休息半个小时以后再去刷牙。这样不但能够保持口腔的清洁，也不容易让牙釉质受损，导致牙齿脆弱。为了刷牙时不损害牙釉质，请尽量选择毛软且细的牙刷，并且适当使用具有护牙作用的含氟牙膏。另外，刷完牙以后还可以使用牙线，深度清洁难刷部位。

24. 种植牙成"新宠",应如何日常保养

种植牙是一种缺牙的修复方式,通过手术方法向骨组织内植入一个下部结构,然后以此下部结构为基础,将人工材料(如金属、陶瓷等)制成的假牙修复体固定其上。种植牙可以获得与天然牙功能、结构及美观效果十分相似的修复效果。因此而成牙科"新宠"。那我们种植牙齿后,应如何保养它呢?

牙齿种植手术完成后 24 小时以内,不要漱口刷牙,避免触及手术部位。次日开始使用漱口水,要用极软毛的牙刷为手术部位的牙龈按摩,并对前后牙齿进行清洁。术后 1 个月宜吃半流食或软食,避免人为触碰种植体。术后应禁烟、禁酒,避免摄入辛辣食物。吸烟已被证实是牙周炎和种植体周围炎的主要危险因素之一。相对于非吸烟者,吸烟者常常具有更明显的炎症表现、更深的种植体牙周袋及更严重的骨吸收。因此,对于已经进行种植体修复的患者,戒烟是得到更长久疗效的必要措施。手术后,医生通常会要求患者使用 5~7 天的抗菌药物,预防感染。如果伤口愈合正常,10 天左右可拆除缝线。

半年到一年复诊一次

种植牙装戴后的第 1、第 3、第 6 个月需要复诊,无异常者以后每半年到一年复诊一次。定期检查种植牙及其各部件,找出

护卫牙健康

任何可能危及人工种植牙功能的潜在危险因素，进行专业的咬合检查与维护。定期拍摄种植体 X 线片，观察种植体周围骨吸收情况。定期评估口腔卫生维护情况，对有菌斑、牙石沉积的种植体，使用特殊器械进行去除。包括超声波洁治、手工刮治、喷砂、激光治疗等，并对全口牙进行常规的洁治。

仔细进行日常维护

日常维护措施包括：使用低研磨颗粒的牙膏、选择刷头短小而刷毛柔软的牙刷、采用改良 Bass 刷牙法。每天至少早、晚各 1 次，每次至少 3 分钟，也可在每次饭后增加数次。使用牙线清洁几颗种植牙之间或种植牙与天然牙之间的食物残渣，可在每次饭后使用。如果种植牙与天然牙之间存在"黑三角"间隙时，可使用牙间隙刷，可有效清洁牙间隙内的菌斑及食物残渣。

使用冲牙器清洁牙刷、牙线等不易达到的死角，也可有效清洁种植牙之间和种植桥下的食物残渣。建议在每晚刷牙、使用牙线后，再用冲牙器彻底清洁牙菌斑。冲牙器可每天使用 2 次，但不可以代替刷牙。

饭后可以使用漱口水、淡盐水或清水漱口。控制监测相关系统性疾病，如糖尿病、干燥综合征、骨质疏松症等。其中，糖尿病患者机体代谢能力下降，可能是导致种植体周围感染和种植体脱落的主要原因。因此，血糖水平的控制对防范种植体修复后并发症的发生具有重要意义。

25. 补牙后出现不适怎么办 **保健护齿篇**

25. 补牙后出现不适怎么办

生活实例

自从补好门牙后,李奶奶吃东西方便多了,说话也不漏风了。但令李奶奶困扰的是,看起来新补的门牙要比邻牙高一些、宽一些,很影响美观。李奶奶觉得是医生的技术不成熟导致的,因此想要女儿陪着去医院讨个说法。事实真是如此吗?

补过的牙齿不会比天然牙高

龋病一旦发展到造成牙体硬组织的实质性缺损,是不能自行恢复原有形态的,只能采用充填治疗。充填治疗是采用手术方法去净龋坏组织,并将洞制备成规定形状,在保护牙髓的情况下,选择适宜的填充材料修补组织缺损,以修复牙齿的形态和功能的治疗方法。就目前的技术条件而言,要想将牙齿外形恢复得和以前的自然牙一模一样是不太现实的,因为医生无从知晓龋损的牙齿最初形态是什么样的。但即便是这样,患者朋友也完全没有必

护卫牙健康

要担心补过的牙齿形态及高低会不合适,医生会确保补过的牙齿形态与天然牙尽可能相近,高低也会控制在咬合合适的范围之内。因此,一般情况下,补过的牙齿不会比天然牙高。

补过的牙齿若有不适,可请医生进行调整

在临床中,经常会有患者觉得牙齿补完以后比以前高了,反映在牙齿上有"垫"的感觉。这算不算是一种异常的表现呢?

补过的牙齿和自然牙齿的形态必然是有差别的。我们口腔的咬合系统非常复杂精密,在这个系统中任何一点细微的变化都会被我们察觉。如果仅仅是因为补过的牙齿微小的形态变化所致的不适感,我们的咬合系统很快就能适应,2~3天后不适症状就会消失,不会感觉到这颗牙齿与其他的牙齿有什么明显的区别。

如果补过的牙齿咬合时明显有异物感,那么我们的咬合系统不仅无法适应,长期的咬合问题还会产生一系列的应激反应:主要表现为颞下颌关节的弹响、面部肌肉的酸困甚至痉挛疼痛,以及无法大张口等情况。

一旦发生这种情况,就不要再在家里等着慢慢适应了,应该立即去医院就诊。医生会根据具体的检查结果进行相应的调整处理,经处理后症状一般会很快缓解直至消失。

补过的牙太敏感,不必过度担忧

还有一种情况在补牙后也会经常发生,那就是牙齿敏感。表

保健护齿篇

现为受到冷、热刺激或者咬东西时敏感疼痛，特别是有些患牙治疗前并无任何的不适症状，补牙后反而出现敏感。这种情况是否是一种异常的表现呢？出现这种情况时应该怎么办呢？对于这种情况，患者也不必过于担心，在此期间不食过冷、过烫、过硬等刺激性食物，注意保持口腔卫生。但如果敏感症状加重甚至有明显疼痛感，必须前往医院就诊。

无论使用哪种材料进行充填，在补牙完成后，都不宜立即咀嚼食物。因为此时填充物尚未完全固化，在这种情况下很容易导致填充物受压松散、塌陷或脱落。一般而言，补牙完成后2小时内最好不要进食，24小时内不宜用补牙同侧的牙齿咀嚼食物。

26. 如何选择适合自己的假牙

生活实例

何老太的一颗大牙因严重龋坏而不得不拔掉了，之后女儿、女婿执意要陪她到口腔医院镶牙。但在选择镶牙方式时，

护卫牙健康

一家人犯了难：何老太想选择便宜点的活动假牙；女儿坚持选固定假牙，实用省事；而女婿却认为种植牙价格虽较贵但物有所值……

何老太有点迷茫了，牙齿缺失后，究竟该如何选择适合自己的假牙？

牙齿缺失后选择什么样的假牙，是许多缺牙朋友最关心的问题。目前，临床上常见的假牙种类有活动假牙、固定假牙和种植牙等，它们各有自己的优缺点。

活动假牙

活动假牙是利用剩余天然牙和黏膜作为支持，通过卡环固定在剩余天然牙上，同时利用基托使假牙保持在适当的位置行使咀嚼功能。它是可以自行摘戴的一种修复体，缺失单个牙、多个牙或全口牙都可采用。它适用于各种类型的缺牙，尤其是牙齿缺失较多的患者，其优点在于磨除的牙体组织较少，且价格相对便宜。但它体积较大，初戴后会有明显异物感，需较长时间才能适应，对发音和美观也有一定影响，且饭后要及时将假牙取下清洗。

随着年龄增长，口腔内牙槽骨会逐渐萎缩变形，假牙容易松动，佩戴者应定期到医院检查，发现松动及时处理。

26. 如何选择适合自己的假牙

固定假牙

固定假牙主要以缺牙间隙两端的天然牙作为基牙，在基牙上制作义齿的固位体，并与人工牙连成一个整体，通过粘固剂将假牙粘附于基牙上。固定假牙的优点有：①固定假牙与原天然牙相似，边缘密合，患者感觉舒适，无异物感，容易适应；②固定假牙无须自行摘戴，较活动假牙方便，稳定作用好；③选择烤瓷、全瓷修复体非常美观；④固定假牙的咀嚼效率高。

安装固定假牙要求缺牙两侧都有相邻的天然牙且牙根牢固，需磨除两侧相邻牙冠部的部分牙体组织。但是固定假牙的价格高于活动假牙。

种植牙

通俗地讲，种植牙就是通过一个小手术在患者的牙床上埋入一颗人造的牙根，几个月后在这颗人造牙根上通过衔接体联结烤瓷牙。种植牙可承受正常的咀嚼力量，功能和美观程度几乎和自然牙一样，因此被人们称为"人类的第三副牙齿"。种植牙要求缺牙患者身体情况较好，缺牙区的牙槽骨骨量和密度达到一定要求。与固定假牙和活动假牙相比，它不损伤邻牙，使用舒适、自然、美观。由于人工牙根是通过手术植入牙槽骨内，需要一定的时间与牙槽骨结合，且种植牙的价格相对较贵。

护卫牙健康

专家支招

假牙不同于人的天然牙齿,假牙需要细心护理才能延长其寿命。取戴活动假牙时,禁用暴力或用力咬,以免假牙发生折裂或损坏。日常生活中,保持假牙的清洁很重要。用餐后应将活动假牙取下清洗、漱口;睡前应将假牙浸泡在冷水或义齿清洁液中,禁用热水、酒精或药液浸泡,防止假牙变色、变形或老化;建议使用软毛牙刷刷洗假牙,硬毛牙刷会在假牙表面产生划痕,引起菌斑附着。

初戴活动假牙时,一般不宜吃过硬食物。若是前牙义齿,则不宜咬切食物,可先用后牙咀嚼;最好选择吃软的小块食物。此外,定期到医院复查也十分重要。

27. 固定假牙怎么护理才能"寿命"长

固定假牙指的是通过各种方式固定在口腔内,不需要摘戴的假牙,它具有美观、坚固、舒适、咬合力强大等特点。常见的固定假牙种类包括烤瓷冠、烤瓷桥、种植基牙桥和粘接固定式树脂

27. 固定假牙怎么护理才能"寿命"长

牙等。大多数情况下，这些固定假牙均无法自由拆卸。口腔医生采用固定假牙修复通常基于以下两点：一是患者提出的需求；二是患者现实口腔状况。

固定假牙寿命与护理息息相关

虽然固定假牙无须反复摘戴，给我们的生活带来了很多方便，但正如硬币有两个面，固定假牙也存在许多麻烦，如无法拆卸造成义齿清洁困难等。食物残渣嵌塞后长期疏于护理，还会导致牙龈红肿、口腔异味、龋齿等各种各样的问题。

其实，很多安装了固定假牙的患者都抱着得过且过的心态，认为反正牙齿是假的，马马虎虎凑合着漱刷清洁。这导致了相当多的固定义齿都在"带病运行"，义齿的使用寿命和使用效果由此大打折扣。

应选择合适的清洁工具并定期复查

想要护理好固定义齿，一定要建立良好的口腔卫生习惯，早、晚刷牙，餐后漱口。此外，还应选择适宜的护牙清洁工具以及定期去医院检查口腔状况。

清洁工具方面，专家推荐有如下几种。

（1）**声波电动牙刷**。使用效果可靠，清洁较为彻底。

（2）**膨胀牙线**。先用细线穿入义齿或者牙缝间隙，拉至粗的一段牙线进入牙缝间隙，牙线吸水膨胀，反复拉动清洁牙缝。

护卫牙健康

（3）**牙缝间隙刷**。主要用于间隙清洁，建议假牙的金属部分必须用尼龙涂层的间隙刷，防止损伤牙周软硬组织。

（4）**冲牙器**。早、晚各冲一次，可以在短时间内去除各种无法用牙刷刷净的食物残渣。

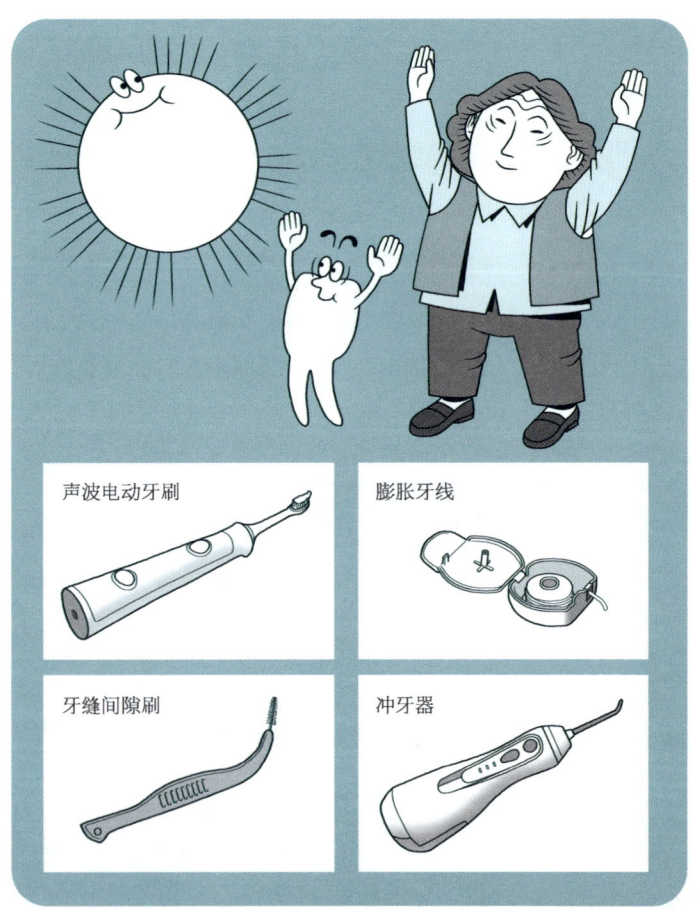

声波电动牙刷

膨胀牙线

牙缝间隙刷

冲牙器

保健护齿篇

特别提醒

如果假牙冠周牙龈已经出现红肿疼痛甚至化脓等症状，建议尽早去医院就诊，进行超声波洗牙或者激光清理牙周，再冲洗上药，可以迅速缓解症状。若因为种种原因无法第一时间就诊，可以选用0.1%～0.2%葡萄糖酸氯己啶漱口液，每天2次，每次含漱2分钟。待时间允许时，应尽快去专业医疗机构对症治疗。

28. 全口假牙不理想？三招让你的假牙更舒适

生活实例

周奶奶因为年纪大了，牙齿逐渐脱落，后来索性将口内牙齿全部拔除。对于拔除全口牙齿，周奶奶反而更开心。因为她觉得装上全口假牙后，就可以从此"高枕无忧"。谁知使

护卫牙健康

用后不久,却出现假牙易松动、脱位,咀嚼效率不高等现象。周奶奶对此感到非常失望。

假牙为何如此让人不省心?怎样才能更加舒适、自如地使用假牙呢?

全口活动假牙佩戴不适,一方面可能跟该患者口腔条件较差、假牙制作不良有关;另一方面,也是它本身特性所造成的。因为全口活动假牙无法在基牙上安置具有固位作用的卡环等装置,仅靠假牙托板与口腔黏膜之间薄薄一层唾液的吸附力以及两者紧密贴合形成大气负压力的作用附着在牙床上,这种固位力会因说话、咀嚼、牙齿咬合、口腔肌肉群活动的位置改变而随时变化。因此,全口活动假牙是固位力最差的一种修复体,患者往往需花费很长时间才能掌握、适应。如何改善这一现象?

真牙不要轻易拔除

在不妨碍假牙修复的前提下,健康牙一定要保留。有松动或龋坏的患牙,若经过完善的治疗能恢复健康,也可以保留。作为日后活动假牙的基牙,在其上安放卡环、支托等固位装置,然后制作局部托牙,无须制作全口托牙即可达到修复目的。有了卡环的固定,在进食比较松脆的食物时,假牙基本不会移动。当然,对于黏性、韧性较大的食物,这种有固位装置的假牙咀嚼效果依

28. 全口假牙不理想？三招让你的假牙更舒适

然不理想。

健康的牙根要保留

如果无法保留完整的牙体，只要牙根健康，能进行完善的根管治疗，那么保存牙根也是非常有益的。我们可以采用一种叫做根面固位体的技术，即在牙根上粘固衔铁，在全口假牙基托内安装磁体，利用两者之间产生的磁力，达到固定假牙的目的；或者安装阴阳按扣，将假牙固定在牙根上。这样，在咀嚼食物时，假牙也不会松动或脱落，效果和安装卡环差不多。

种植牙可辅助全口义齿

如果口内全部牙已经拔除，没有天然牙可利用，我们可采用种植牙的方法，即在牙床内植入人工牙根，在其上安装全口覆盖义齿或全口固定义齿。医生会根据患者的口腔情况、经济状况、患者的意愿及对义齿的期望效果等，设计不同数目和形式的种植方案，一般上下颌至少各植入 2 颗种植体。如果患者希望更接近天然牙的感觉和咀嚼效果，就可以选择全固定的全口义齿种植。当然，种植牙对牙槽骨以及全身的健康状况有一定的要求，医生会严格考虑适应证和禁忌证。

通过上述三种方法，假牙的使用效果、舒适程度较传统全口活动假牙会有大幅度提高。

护卫牙健康

29. 烤瓷牙上的黑线能够消除吗

生活实例

陆奶奶前几年做的烤瓷牙，最近牙面上出现了黑线。陆奶奶很困惑，平时也没怎么吃深颜色的东西，烤瓷牙上怎么出现了黑线呢？怎样才能将这些黑线消除呢？

烤瓷牙边缘的牙龈变黑，与烤瓷牙的材料有关

烤瓷牙的金属基底可以由不同的材料制作，包括贵金属（金合金）、钛合金、钴铬合金、镍铬合金等。人的牙龈附近会有龈沟液产生，这些液体内含有多种化学成分，会与金属发生化学反应，使金属离子渗出。渗出的金属离子沉积在牙龈边缘，就可能表现为牙龈黑线。目前研究认为，镍铬合金中镍离子的渗出最为严重，发生龈缘黑线的概率最高。因此，目前临床上几乎不再使用镍铬合金制作的烤瓷牙。

29. 烤瓷牙上的黑线能够消除吗

牙龈退缩使烤瓷牙的边缘暴露

烤瓷牙因为有金属基底，与牙齿对接的位置即使与牙齿很贴合，看起来也会有一条深色的衔接线。一般情况下，在前牙修复的时候，为避免影响美观，医生会把烤瓷牙的边缘设计在牙龈下半毫米左右的位置，使这个衔接线被牙龈遮挡起来。但是烤瓷牙修复以后，由于口腔卫生不良等影响，部分人会出现牙龈退缩的情况。如果牙龈退缩使烤瓷牙的边缘暴露出来，就出现了烤瓷牙边缘的黑线。这种情况除影响美观外，不影响烤瓷牙使用功能。而平时多注意维护口腔卫生，定期进行检查，可以避免此类情况发生。

烤瓷牙内的牙齿组织龋坏并暴露出来

固定义齿修复的最基本要求是修复体戴上后，要与牙体组织紧密贴合，并且用粘接材料填补两者之间的微小间隙，将两者牢牢固定在一起。这对医生基牙预备的水平、烤瓷牙的制作流程、粘接材料的使用都有较高的要求。如果某个方面没达到要求，烤瓷牙戴到牙齿上后与牙体组织间有较大的间隙，只能用较厚的粘接材料去固定。烤瓷牙在使用过程中，因受到咬合力的作用，在牙上有移动的趋势，暴露的粘接材料也会同时受到龈沟液或唾液的化学作用。在这些共同作用下，粘接材料会发生崩解，烤瓷牙与内部牙齿的缝隙就暴露出来。食物残渣夹带细菌进入这些间隙

护卫牙健康

内,无法被清理,长期作用就会导致牙齿龋坏以及周围牙龈的炎症。如果出现这种问题,必须拆除烤瓷牙,并彻底清除细菌感染的牙体组织,再基于剩余牙的状况重新制订修复方案。

30. 开口大笑"掉下巴"怎么办

生活实例

老胡退休后,曾在一次农家乐聚餐时被一名好动的孩子从正面撞到下巴,无法自行闭口。后来经过口腔医生的手法复位才恢复正常。但令老胡苦恼的是,他在最近的十年间,因过度大张口,已"掉下巴"10余次,而且发生的频率似乎越来越高。这是怎么回事呢?

"掉下巴"其实很常见

"掉下巴"是一种常见的颌面部疾病,医学上称之为颞下颌关节脱位。该病发生时会出现不能闭口,语言不清,唾液外流,

30. 开口大笑"掉下巴"怎么办

保健护齿篇

咀嚼、吞咽困难，下巴前伸、偏斜等症状。颞下颌关节脱位的原因有解剖因素、外界刺激因素和激素因素。解剖因素包括髁突前方的关节结节过高、关节结节前斜面过陡、关节囊和关节韧带松弛等；外界刺激因素包括关节区或下巴在张口状态下异常受力，大笑、打哈欠等过度大开口动作，口腔治疗时张口过大、时间过长，全麻经口腔插管使用喉镜用力过猛等。

易"掉下巴"者，应避免大开口动作

在日常生活中应尽量避免大笑、打哈欠、咬过大块的食物等过大开口动作。一旦发生急性颞下颌关节脱位，不要紧张，紧张可能导致面部相关肌肉张力异常，反而不利于正常复位；然后可以按摩双侧面部肌肉，使之放松，再用手向后下方慢慢按压已脱位的髁突。若自己尝试复位无效，应立即前往口腔医院寻求医生帮助。

特别提醒

关节复位后，为了让在脱位过程中受到过度牵拉的关节囊、关节韧带及关节盘组织得到修复，建议在关节复位后 20 天内避免大开口，必要时可以用绷带限制下颌运动的幅度。对于反复发作的颞下颌关节脱位，目前常用的治疗方法是关节区药物注射，必要时也可酌情考虑手术治疗。

护卫牙健康

31. 你和你的家人贪嚼槟榔吗

生活实例

黄先生平素牙口很棒，自诩可以一口咬掉半个苹果。可三个月前的一天，黄先生突然发现自己不管多么努力，张嘴程度只能到原来的一半。在用力张口时两颊好像有什么东西被拉住了，充满了紧绷的不适感。

几周过去了，黄先生自己在家尝试了口服"消炎药"、面部热敷理疗，都没有任何效果。这时，黄先生开始慌了，不停地想自己是不是得了什么"不治之症"，于是赶紧来到某专科医院颞下颌关节病科就诊。医生检查、问诊后发现，导致这一切的根源竟是贪嚼槟榔。

嚼槟榔会让人"有口难开"

医生在对黄先生的口腔情况进行了全面检查后发现，本应柔软的软腭及接近腭咽弓的口腔黏膜变得非常坚硬，甚至用口腔探针都无法刺入。导致黄先生"有口难开"的罪魁祸首就是这些坚

31. 你和你的家人贪嚼槟榔吗

保健护齿篇

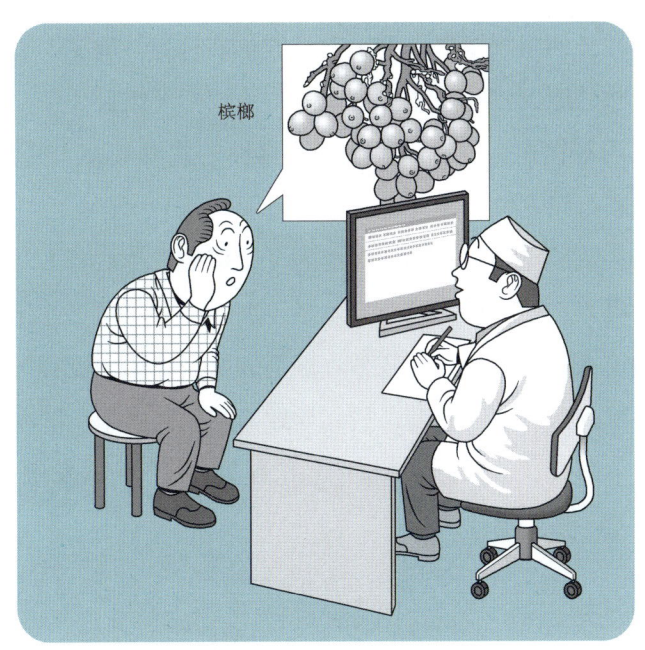

硬的口腔内黏膜组织。因为黏膜失去了柔韧性,限制了他开口运动的幅度。

原来,黄先生一年前去湖南旅游的途中,出于好奇嚼食了几颗槟榔,感觉蛮刺激的,可谓"口舌生津、神清气爽"。此后黄先生就开始断断续续地网购、嚼食槟榔。黄先生没想到,引起这一疾病的元凶竟是槟榔。

多食槟榔易导致口腔黏膜下纤维化

其实,黄先生所患的是医学上所说的口腔黏膜下纤维化,这

> 护卫牙健康

是一种在长期咀嚼槟榔人群中常见的早期特异性病变。造成黏膜下纤维化的原因是在咀嚼槟榔过程中，槟榔纤维反复摩擦造成口腔黏膜局部损伤，槟榔内具有细胞毒性的槟榔碱渗入黏膜组织，引发黏膜组织变性。

口腔黏膜下纤维化属于癌前病变，该病发生后若不及时阻断槟榔的摄入，任由槟榔碱反复刺激，加上槟榔产品工业化生产过程中为追求口感而加入的各种添加剂的协同作用，极有可能诱发敏感人群的致癌基因突变，最终导致口腔癌的发生。国内外大量流行病学调查显示，嚼食槟榔的频次越高，口腔癌的发生率越高。

特别提醒

印度是全球消耗槟榔最多的国家，同时也是口腔癌发病率最高的国家。我国盛产槟榔的湖南、海南、台湾等地的口腔癌发病率也显著高于其他省市。另外，人们常常口诵"槟榔配烟、法力无边"，槟榔和烟草的混合会进一步加重槟榔碱的细胞毒性，提高口腔癌的发病概率。

口腔黏膜下纤维化对健康的危害不容小觑，但目前并无很好的预防措施。口腔黏膜下纤维化患者除了戒掉嚼槟榔的习惯、保持口腔健康卫生外，饮食上还要注意以清淡为主，多吃蔬果，合理搭配膳食，注意营养充足。

三
治病观念篇

护卫牙健康

32. 口腔健康问题会影响认知功能吗

生活实例

68岁的王先生这几天忧心忡忡,前一段时间去医院体检的时候,口腔科的医生跟他说,他有严重的口腔问题,若不重视,不加以治疗,可能会影响智力。王先生的儿子觉得医生是故意吓唬父亲,所以坚决反对父亲花"冤枉钱"。王先生很矛盾,不知道该听医生的还是听儿子的。

有研究发现,牙齿的减少与认知功能的下降和阿尔茨海默病(俗称老年痴呆)有密切的关系。上海的一项对社区3 063名老年人的研究表明,缺失16颗牙齿的老年人与严重的认知功能障碍有更多关联。牙齿数目减少贯穿在整个生命周期过程中,但是在晚期减少得更多。牙齿的丧失可能由过去严重的牙周感染导致,牙周疾病、牙槽骨的丧失、牙周袋加深均与阿尔茨海默病的发病、认知功能下降或者低水平的认知功能有关。较差的口腔健康状况可能被认为是神经退行症状的相关因素,这种相关性的潜

32. 口腔健康问题会影响认知功能吗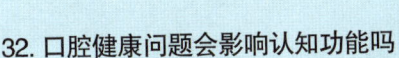

在机制可能与牙周病原微生物引起的炎症机制有关。而在养老院的一项干预调查表明，当牙齿、假牙被清理干净，菌斑、牙石被控制时，认知功能评分则会显著增加。口腔卫生较差以及没有看牙医习惯的老年人，阿尔茨海默病预测率较高。相似的研究发现，老年女性如果没有每天刷牙的习惯，在过去12个月内也没有看牙医，可能增加阿尔茨海默病的发病风险。

患阿尔茨海默病的老年人无法与别人交流他们口腔的疼痛与不适。由于经常服药和治疗，他们容易患口腔干燥综合征；反过来，这也会增加他们口腔念珠菌感染的风险并导致龋齿，引起牙齿酸痛。

牙周疾病在老年人群中很普遍。在阿尔茨海默病患者当中，由于疾病的发展引起自我口腔保健能力下降，导致牙周疾病更加常见。研究发现，认知功能得分高低与牙龈是否出血、是否有牙菌斑和口腔黏膜是否健康有关。

发表在《美国老年医学协会期刊》上的一项十年纵向研究成果显示：不是每天都刷牙的老年人比每天刷牙三次的老年人患阿尔茨海默病的概率增加了22%~65%。而且这种效应在老年女性中更为明显。那些能保持口腔健康的人在晚年患阿尔茨海默病的可能性会明显降低。因此，研究者建议：老年人应养成良好的口腔卫生保健习惯。

护卫牙健康

33. 拍牙片辐射究竟大不大

生活实例

老张最近觉得自己左下方的一颗磨牙隐隐作痛，碰到偏冷或偏烫的食物尤其疼得厉害。炎热夏季到来的时候，面对消暑解渴的冰西瓜、冰激凌却不敢下口，老张有点苦闷，最终决定到口腔医院进行治疗。

躺上治疗椅，医生对老张的牙齿进行全面检查后，告知他左下方有一颗蛀牙，所以导致冷热刺激痛。原以为蛀牙只需简单补一下即可完事，医生却让老张先去拍一张X线片。补牙还要拍片？老张对此有些疑惑不解，但还是依照医嘱拍了。读完片子，医生告诉老张他这颗牙蛀得太深了，需要抽牙神经做根管治疗。而且由于老张的牙根形态复杂，为了获得更好的治疗效果，建议老张再去拍一个牙CT。这回老张就不乐意了，拍X线片也就算了，怎么补个牙还要照CT？这么多辐射会对身体产生危害吗？

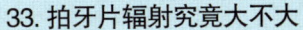
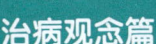

33. 拍牙片辐射究竟大不大

在口腔科，X 线片是常规而又重要的检查手段，能帮助医生发现许多肉眼无法辨别的口腔问题，对疾病的诊断、治疗方式的选择乃至预后评估都能起到关键作用。通常拍摄 X 线片的目的有以下几点。

（1）判断是否有龋。临床上很多龋病发生于牙缝之间，即邻面龋。这类龋在早期很难通过常规口腔检查发现，患者只有在使用牙线时才会感觉到偶有牙线被勾拉的感觉，但常会误认为是食物嵌塞。另一类隐匿龋是指表面看似只是很小的龋洞，但实际上在牙齿内部已形成了较大的龋损范围，呈"口小底大"的病变特点。无论是邻面龋，还是隐匿龋，通常都进展速度较快，一旦错过最佳治疗时机，可能会累及牙神经，引发剧烈疼痛。在诊断邻面龋与隐匿龋方面，X 线片具有明显优势，相比肉眼直视与探针探查，X 线片可以根据牙齿密度的改变更直观地提示龋病的发生、发展，有助于医生进行早期干预治疗。

（2）判断龋损的程度。虽然理论上随着龋损加深，患者的临床症状会逐步加重，但事实上也有很多深龋患者并无明显疼痛不适。因此，仅凭借患者自述症状判断龋病程度并不可靠。X 线片作为一种良好的辅助手段，通过观察牙齿上低密度龋损影的范围及其与髓腔（牙神经所在位置）的距离，医生可以更准确判断龋损范围，根据龋病的严重程度为患者提供合适的治疗方案。特别对于深龋患者，医生将在术前告知患者治疗中有碰到牙神经，需要进行根管治疗的可能,使患者对自己的疾病程度、可能采取的治疗手段都有一个更全面的认识。

(3)**其他情况**。有些牙齿从表面看只是简单的龋病,但在X线片上却可以发现一些意想不到的情况:比如有埋伏牙引起的牙根吸收、牙根部已有折裂、根尖发育不全等。这些情况都会影响医生治疗方案的选择以及对牙齿长期保留效果的预判。

随着影像技术发展,牙CT在口腔科中的应用也日益广泛。比起X线片的二维图像,牙CT可以重建牙齿三维结构模型,更真实地还原牙齿与周围组织结构的关系、病损部位、范围与程度。微米级的高分辨率也使牙CT可以捕捉到一些细微病变,对诊断早期龋、细小微裂纹具有一定价值。目前,越来越多口腔内科医生在根管治疗术前建议患者拍摄牙CT,尤其针对X线片上显示牙根变异、发育畸形的患牙,牙CT可以更精确反映根管数目、分布位置与走向,为治疗中的根管探查起到"指路"作用。另外,根管系统十分复杂,X线片往往只能显示主根管,却忽略同样可能隐藏大量细菌的根管侧枝与副根管,而牙CT可以更清晰地展现细小的根管分支,对患牙根管治疗难度分级、治疗效果评估起到重要作用。

许多患者担心拍X线片或者牙CT带来的辐射会影响身体健康。实际上,拍牙片的X射线辐射微乎其微。有报道称,拍一次X线牙片接受的辐射量与坐一次飞机相差无几。一般而言,只要做好头颈部甲状腺等关键部位的防护，拍摄牙片或者牙CT并不会对全身健康产生危害。

34. 洗牙能让松动牙获得新生吗

生活实例

随着年龄的增大，刘爷爷的牙齿也开始松动，纷纷准备"下岗"。面对消极怠工的牙齿，刘爷爷不得不去医院，找医生治疗。医生说刘爷爷患了严重的牙周病，二话不说就要帮他洗牙齿，说必须要把厚厚的牙结石洗掉。刘爷爷不明白，他的牙齿松动，明明是因为年纪大了，跟牙结石有什么关系？把牙结石洗掉，牙齿就能重获新生吗？

牙结石是导致牙周病的罪魁祸首

微生物（细菌）是引发牙周炎的始动因子，而牙结石是沉积在牙齿表面矿化的菌斑，如果不做好口腔护理，这些矿化的菌斑

护卫牙健康

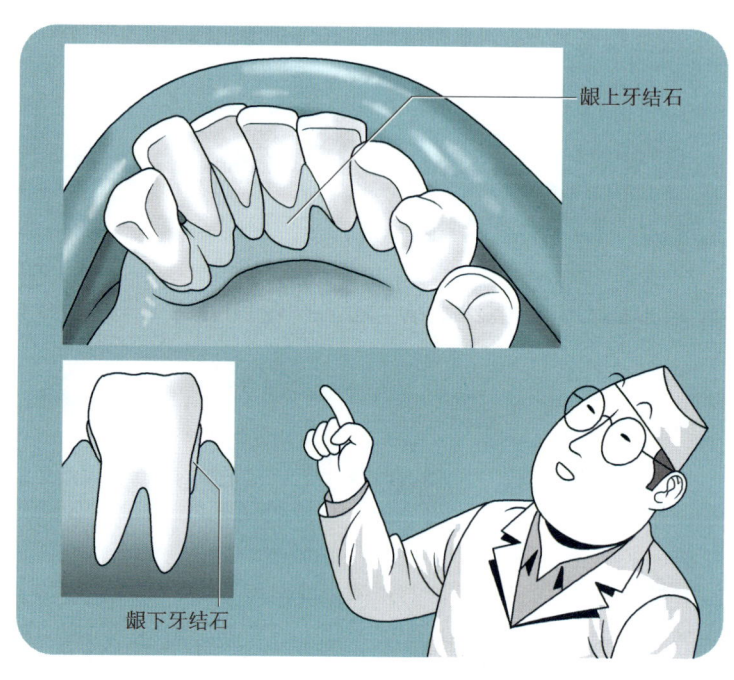

龈上牙结石

龈下牙结石

将成为细菌滋生的"温床",从而刺激牙周组织。所以说,牙结石是破坏牙周支持组织的罪魁祸首。

牙结石根据其沉积部位和性质分为龈上牙结石和龈下牙结石两种。龈上牙结石位于龈缘以上的牙面,肉眼可直接看到。在牙颈部沉积较多,特别在大涎腺导管开口处,如上颌磨牙的颊侧和下颌前牙的舌侧沉积更多。龈下牙结石位于龈缘以下、龈袋或牙周袋内的根面上,肉眼不能直视,必须用探针探查,方能知其沉积部位和沉积量。龈下牙结石在任何牙位上都可形成,但以牙齿邻面和舌侧面较多。牙结石的清除只能求助于专科医生，通过超声波洁牙和手工刮治，能有效防治牙周病。如今，超声波洁牙具有无法比拟的优势，不仅能去除牙结石，牙渍、色斑等也能通过喷砂一并消灭干净。

35. 洗牙前为什么还要验血

生活实例

老李这些天一直听电视里介绍洗牙的好处，自己从来没洗过牙，平时又时不时有牙龈出血的症状，所以决定来口腔医院体验一回洗牙。医生对老李的整体口腔情况进行评估后，诊断为"慢性牙龈炎"。针对牙结石较多与充血水肿的牙龈状况，医生建议老李进行龈上洁治，即俗称的洗牙。

在洁治前，医生开具了一份术前筛查验血单，让老李先去验血。老李纳闷了：洗牙为什么还要验血？验血单里为什么还有乙肝、梅毒这些传染病项目，这和洗牙有什么关系？医生是不是在变相地多收费？带着种种怀疑，老李犹豫着是否还要在这家医院洗牙……

护卫牙健康

如今，多数医院在进行口腔龈上洁治前都会要求患者验血，验血项目主要包括血常规、凝血功能、乙肝两对半、梅毒与艾滋病抗体筛查等。洗牙前究竟为何要进行这些项目的检查呢？

（1）查血常规、凝血功能。主要是为了排除血液疾病。许多患者是因为牙龈出血前来洗牙，殊不知除了牙周疾病外，白血病等血液疾病也有牙龈出血的临床表现。对于白血病患者，如果未进行常规验血就直接洗牙，可能会导致出血不止甚至继发感染危及全身。同样，术前血液检查可以有效排查血友病等凝血功能障碍患者以及长期服用阿司匹林等抗凝药患者的出凝血情况，避免洗牙过程中发生牙龈大量出血而无法止住的情况。

（2）查乙肝两对半、梅毒与获得性免疫缺陷综合征（艾滋病）抗体。近年来，梅毒、获得性免疫缺陷综合征（艾滋病）等性病的发病率不断上升，这些传染病病毒都可以通过血液途径传播。虽然洗牙使用的器械都经过高温高压消毒，但洗牙过程中病毒仍有可能通过气雾散布在诊室空气中，为院内感染控制埋下隐患。所以根据术前乙肝、梅毒与获得性免疫缺陷综合征（艾滋病）的筛查结果，通常会建议处于强传染期的患者先进行全身疾病治疗，暂缓洗牙；处于稳定期或乙肝隐性携带者的患者在特定诊室、多重防护下接受洗牙。通过尽量切断传播途径，对医生与诊室内其他患者起到更好的保护作用。

因此，患者大可不必对X线牙片、牙CT、血液筛查等口腔

三 治病观念篇

科术前检查心存抗拒,术前积极配合检查也可使随后的治疗事半功倍。

36. 骨质疏松症是不是牙齿松动的"帮凶"

很多中老年朋友都有这样的经历:随着年龄的增长,牙齿附着的牙槽骨逐渐萎缩,牙齿慢慢松动并逐渐掉落,最后不得不安装假牙才能正常咀嚼。口腔医生会告诉他们这是牙周病导致的。其实除了牙周本身的疾病外,全身状况对牙周病的发生发展也有重要的影响,比如骨质疏松。

我们的牙槽骨支持着牙齿,对于牙齿的稳定起着非常关键的作用。为了适应牙齿咬合的需要,牙槽骨也处于不断塑形的过程中。骨质被吸收,同时又有新的骨质形成,不停改建,以适应咬合咀嚼的需要。正常情况下,牙槽骨的吸收和形成处于平衡状态,牙槽骨的高度不会有明显变化。如果有牙周炎,这种平衡就会被打破,牙槽骨的吸收超过形成,会导致牙槽骨骨量减少,不能支持牙齿,最终导致牙齿松动和牙齿脱落。

骨质疏松症是一种骨骼塑形平衡被打破的疾病。随着年龄的增加,雌激素缺乏等原因使破骨细胞吸收的骨质超过了成骨细

护卫牙健康

形成的骨质,导致全身骨密度和骨质量逐渐减少。牙槽骨是全身骨骼的重要组成部分,因此骨质疏松症也会使牙周病患者的牙槽骨吸收破坏加剧,加速牙齿松动甚至丢失。

有研究表明,因牙周病缺牙的患者,其骨密度低于同年龄牙周正常的人。同样,在骨质疏松症的患者中,牙槽骨丧失及牙齿松动的程度也高于非骨质疏松症的患者。一些骨代谢疾病,例如甲状旁腺功能亢进引起全身普遍缺钙、维生素 D 抵抗的佝偻病等,由于牙槽骨重塑平衡过程被严重破坏,牙齿松动、脱落也是疾病本身的一个典型症状。

骨质疏松症同牙周病一样,高发于老年人群。由于骨密度和骨质量的减少,骨骼脆性增加,导致骨折风险增加。骨质疏松症可以导致椎体骨折,使老年患者脊柱压缩变形,出现身高缩短、驼背畸形、慢性腰背痛等症状。严重的多发椎体骨折,患者出现胸廓畸形,还会压迫心脏和肺部,影响心肺功能。骨质疏松症导致的髋部骨折更是老年人的健康"杀手"。

因此,有牙齿松动的中老年朋友,在治疗牙周病的同时,也不要忘记去骨质疏松科筛查,看看是否存在骨质疏松症。因为骨质疏松症不仅会加剧牙齿松动,还会造成骨折残疾等严重的后果。通过积极正确的治疗,不仅可以提高骨骼质量,减少骨折风险,还可能有助于牙周病的治疗。让我们不仅拥有坚固的牙齿,也拥有坚固健康的骨骼!

37. 如何区分三叉神经痛和牙痛

临床上，经常会有一些三叉神经痛患者因为牙痛而来到口腔科就诊。三叉神经痛虽然可导致牙痛，但它和牙痛完全不是一回事，如何区分这两者？

三叉神经痛

疼痛来得快去得也快，持续时间在数秒或者数分钟后停止。这种疼痛并非来源于牙齿，而是来源于神经。它可表现在口腔软组织任何一个部位，比如面颊部、牙龈、眼眶周围，疼痛通常异常剧烈，像刀割一样，患者无法耐受。三叉神经痛治疗比较困难，需通过手术将三叉神经节截断，轻者服药缓解即可。

牙痛

在遇冷、热、酸、甜的刺激时就会发作或者加重。多数情况下，牙痛可能是来自牙齿内部的神经、血管，或是牙周组织的感染所致。牙周炎引起的疼痛多属钝痛、胀痛，而牙髓发炎引起的疼痛则呈多样性，冷热刺激时会加重，疼痛部位深、无放电样疼痛，头部也常会随之感到疼痛。

护卫
牙健康

38. 牙痛到底是不是病

所谓"牙痛不是病,痛起来真要命"。对付牙痛症状,有人认为只要勤刷牙、含凉水、使用漱口水、吃消炎片就能解决问题。但这样做的结果往往就是牙痛越来越厉害。也有人认为,一旦牙痛就必须请求口腔医生帮忙。以上两种观点,谁对谁错?牙痛真的是一种病吗?牙痛时我们该怎么办?

准确而言,牙痛还真不是一种独立的疾病,而是口腔疾病呈现出的症状,就像发热一样。牙痛分很多种,不同的牙痛,所反映的口腔疾病也有所不同。

吃东西时痛——中度龋齿或者牙本质过敏

有的人平时觉得牙齿没什么毛病,但就是不能吃特定的食物,如甜的或者辣的。一碰这些东西,就感觉牙齿一阵酸痛,过一会儿才会缓解。

这通常是牙齿已经出现了龋坏或者牙本质过敏。口腔中的细菌分解糖分后产生的酸性物质或者食物中本身带有的酸性物质破坏了牙齿最外层,即坚固的牙釉质,致使部分牙本质暴露。而牙本质上有许多肉眼看不见的牙本质小管,直通牙髓。当食用刺激性食物时,刺激性物质通过牙本质上的管道刺激到牙髓,导致疼

38. 牙痛到底是不是病

三 治病观念篇

痛。此时，通过刷牙、漱口可以把刺激性物质去掉，很快就不疼了。需要注意的是，即使牙齿不再疼痛也要去专业医院尽早做龋齿充填治疗。

喝凉水都痛——深度龋齿

"吃东西疼，大不了不吃，偶有疼痛，忍忍就过去了。"抱着这种想法的人，龋齿往往就会继续发展。牙釉质被破坏完了，牙本质又要遭殃。等牙本质出现问题后，各种刺激性物质接触牙髓的道路就变得畅通无阻。此时，不仅是吃东西会感觉疼痛，就连冷热刺激也会让人一阵"酸爽"。

这时人们对食物可就挑剔得多了。刺激性食物不能吃，太热、太冷的食物同样吃不得，就连凉水都不能喝。这时牙痛会更厉害，持续时间也更长，缓解起来也没那么容易。龋齿的治疗相对比较简单，只要将龋坏的组织去除干净，将龋洞充填完成即可。

啥都不吃也会痛——牙髓炎

总有些"坚强"的人不会轻易被疼痛击倒，一点点疼痛，咬咬牙就挺过去了。牙本质被破坏之后，脆弱的牙髓便暴露出来。此时，细菌和细菌产生的毒素能随意进入牙髓而引发牙髓炎，出现剧烈的自发性疼痛，且长时间无法缓解。这种疼痛还容易出现在夜晚，让人更加难以忍受。

护卫牙健康

除了深龋外,牙外伤(如意外摔倒、碰伤或吃饭时咬到砂粒等)导致的牙齿隐裂、牙体缺损、折断,都可能引起牙髓炎。

对于牙髓炎带来的疼痛,止痛药有一定的作用,而当疼痛剧烈时,止痛药的作用就不明显了。根治牙髓炎的方法是在局麻下进行根管治疗,且往往不是一次就医能够解决的。

咬合时痛——根尖周炎

当牙髓因感染炎症而坏死,患牙的疼痛感觉反而会减轻或消失。这时细菌可通过牙髓向根尖扩散,引起牙齿根尖部的病变。根尖周炎患者如果没有得到及时治疗,炎症范围扩大,可能出现面部红肿热痛、化脓甚至发热、全身疼痛等。

根尖周炎通常表现为持续性牙痛。患牙有伸长感,触、压痛明显,不能咬食物。不存在自发痛、夜间痛、冷热刺激痛等情况。临床治疗方法通常是消炎后再做根管治疗。

牙龈肿痛——急性牙周脓肿

急性牙周脓肿跟龋病无关,是由慢性牙周炎引起,严重时同样会引起牙齿及牙周的疼痛。

急性牙周脓肿起病突然,在患牙的唇颊侧或舌腭侧牙龈形成椭圆形或半球状的肿胀突起。牙龈发红、水肿,表面光亮。脓肿的早期,炎症浸润广泛,疼痛较剧烈。患牙有"浮起感"、叩痛、松动明显。脓肿的后期,脓液局限,脓肿表面较软,疼痛稍减轻，此时轻压牙龈可有脓液流出，或脓肿自行从表面破溃。

智齿"搞事情"——智齿冠周炎

智齿冠周炎是指智齿周围软组织发生的炎症。当智齿因为种种原因无法顺利长出时，其牙冠往往部分被牙龈覆盖。牙龈与牙冠之间形成一个狭窄较深的口袋，能够储藏许多食物和细菌，一般刷牙漱口难以清洗干净，这个口袋称为"盲袋"。此外，未萌出的冠部上方牙龈易因咀嚼食物而损伤，形成溃疡。

当全身抵抗力下降、细菌毒力增强时，便可引起牙冠周围组织炎症。急性炎症初期，智齿周围的牙龈会红肿、溢脓。患者会感到牙龈轻微胀痛不适，当咀嚼、吞咽、开口活动时疼痛加重。

这种情况通常考虑常规消炎后再拔除智齿。

专家支招

大部分牙痛和龋齿有关，而疼痛程度和龋坏深度有关。因此，对于牙痛的预防，最重要的就是做好牙齿的清洁，防止牙齿龋坏。具体可从以下几方面做起。

- 养成良好的口腔卫生习惯。学会合理刷牙方法，尽可能做到早、晚各刷一次，饭后漱口。刷牙、漱口可以清除口腔中的大部分细菌，减少菌斑形成。

护卫牙健康

- 多吃粗糙、含纤维质的食物。粗纤维饮食可对牙面产生摩擦洁净的作用，减少食物残屑堆积。
- 减少或控制饮食中的糖。吃糖过多容易引起蛀牙。因此，平时一定要控制糖的摄入，吃完糖后需要刷牙、漱口。养成多吃蔬菜、水果和富含钙、磷、维生素等食物的习惯。
- 定期做口腔检查。建议每半年至一年到专业的口腔医院或诊所做一次口腔检查和"洗牙"。

39. 牙痛要不要吃抗生素

生活实例

对于陈姥爷来说，以前只要一有牙龈疼痛，吃几粒抗生素就能解决。可这几次的牙痛貌似"来势汹汹"，不管吃多少药都不管用，陈姥爷疼得饭吃不下、觉睡不着。陈姥爷纳闷，牙痛肯定是牙齿发炎了，那为什么吃抗生素不管用了呢？

39. 牙痛要不要吃抗生素

三 治病观念篇

牙痛使用抗生素须在医生指导下进行

不少人牙痛的毛病一犯，懒得去医院治疗，总是顺手拿起抗生素吃上两片来"消炎止痛"。专家提醒：得了口腔疾病，切莫乱吃抗生素，以免旧病不去、新病又来。事实上，使用抗生素仅适用于急性感染、化脓或手术后，不经医生指导自行使用抗生素，在很多情况下不但无益反而有害。如果得了牙髓炎，需要做根管治疗，吃抗生素治标不治本，如果长期服用抗生素，反而会引起细菌耐药，真正需要消炎时再用药，药效就会大大降低。

对待龋齿，"小洞"不补，"大洞"吃苦

大多数患者都是因牙痛得受不了才到医院，其实这时已错过了最佳治疗时机。因为龋齿发展的早期是比较隐蔽的，但会逐渐导致牙齿表面的牙釉质出现褐色或黑褐色斑点或斑块，表面粗糙，继而形成表面破坏。

很多有龋齿的患者开始并不以为然，直到牙痛难忍的时候再到医院就诊。这个时候通常已经不是单纯补牙就能解决问题了，可能需做根管治疗甚至拔除患牙，继而进行假牙修复，既费时、费力，又花费更多的金钱，正所谓"小洞不补，大洞吃苦"。

龋齿导致的牙痛要及时就医

龋齿一旦出现，就应尽可能早地修补。因为经过龋洞修补

后可以阻止龋病病变的发展,及早恢复牙齿的功能,保持牙列的完整。若不进行及时治疗,病变就会越来越严重,从浅龋发展到深龋,患者会对冷、热、酸、甜等刺激性食物敏感。当损伤到达牙髓,会引起牙髓炎,此时牙痛会十分严重。当龋齿病变再进一步发展,会引起根尖炎、根尖周脓肿甚至颌骨骨髓炎、牙齿脱落缺失。牙齿最终龋坏后形成残根、残冠甚至缺失,会影响咀嚼效率,加重胃肠负担,进而影响身体健康。而且,龋齿内有大量的细菌,这是一个潜在的病灶,当人体抵抗力下降时,它可以引起败血症或菌血症,补牙能够终止这些病变的发生和发展。

因此,患了龋齿应当及早补牙而不是盲目服用抗生素。

40. 根管治疗为什么要"一而再,再而三"

生活实例

李姥姥的牙齿常自发性阵痛,夜间尤甚。经医生诊断,李姥姥原来是患了急性牙髓炎。医生建议李姥姥做根管治疗。

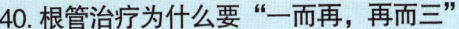
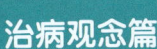

40. 根管治疗为什么要"一而再，再而三"

当得知做根管治疗需要连续多次去医院时，李姥姥有些不耐烦了："为什么补颗牙如此麻烦，不能一次完成吗？"

根管治疗能彻底清除感染的牙髓组织

牙齿中间空洞的部分是牙髓软组织。空洞上部宽阔，称为牙髓腔，下部有管状的根管，里面包裹着牙神经和营养神经的血管。牙髓发生感染，会造成疼痛甚至引发颌骨感染，最终牙齿会因为牙髓的死亡而变得脆弱。

根管治疗是将感染或坏死的牙髓组织全部去除，以达到消除感染源的目的，并有效防止感染扩散到根尖周区。感染物质去除后，还需经过机械预备、药物消毒，最终严密封闭根管和根尖孔。

根管治疗步骤比较烦琐

根管治疗术一般分为根管预备、根管消毒及根管充填三个步骤。这三个步骤是一个连续的过程，它们相互之间有一定的补偿作用。在治疗前，医生会根据患者的主诉、病史、临床检查及影像学检查明确诊断，了解根管状况，评估治疗难度。诊断明确后，制订根管治疗计划并与患者沟通。

治疗时，首先是通过局部麻醉等方法对患牙进行无痛处理；

然后去除腐质或不良修复体，开髓，去除感染牙髓；接下来清理根管内感染物，扩大预备根管，同时用消毒液（如双氧水、生理盐水、次氯酸钠溶液等）反复冲洗根管内部，将根管内有机物的细小碎片和切削下的硬组织细小碎末等冲洗干净；再通过根管封药进行根管消毒；最后才是根管充填。

然而，根管预备和消毒的过程有时并非一帆风顺，如果遇到复杂根管、感染不消除或者根管封药后有疼痛、渗出等症状，则需多次复诊消毒封药。

根管充填是根管治疗的最后关键一步

目前临床上常见的是用根管充填剂加牙胶尖充填根管，使根管系统能严密封闭。通常情况下，只有当患牙无疼痛或无其他不适，根管无臭味、无渗出液，窦道完全闭合后方可进行根管充填。根管治疗完成后，还通常会建议进行牙冠修复。

特别提醒

任何治疗都有一定的局限性。尽管经过近20年的发展，根管治疗技术有了明显的进步，但根管治疗的成功率并非百分之百。根管钙化闭锁、根管弯曲都会增加治疗难度，成功率也会下降，最终还有可能要拔除患牙。

在整个治疗过程中，一般还需要拍 3～4 张小牙片（术前片、初尖片、根充完成片），以保证治疗操作的准确性。由此可见，随着患牙感染程度的加重，根管治疗的步骤也会更加烦琐。

41. 根管治疗后一定要做"牙套"吗

临床上常常会碰到这样的患者：好不容易在口腔内科完成牙齿的根管治疗，却因为没有及时修复，不慎咬到硬物，牙齿发生折裂。有的患牙甚至因为错失修复的最佳时机，面临不得不拔除的尴尬境地。

根管治疗就是老百姓俗称的"抽牙神经"，是牙髓炎、根尖周炎、隐裂牙、牙周牙髓联合病变等疾病的常规治疗方法。术后，一般医生都会建议患者及时进行冠修复，也就是我们常说的做"牙套"，这种做法并非"多此一举"。及时冠修复，能够有效保护"脆弱"的牙齿。具体原因有以下几点。

（1）牙髓坏死后进行根管治疗，由于牙齿无法从牙髓获得营养支持，牙齿中的有机物含量持续下降，导致牙齿变得脆弱，容易发生折裂。

（2）因龋坏发展成牙髓炎或者根尖周炎，通常牙齿已经伴随

护卫牙健康

大面积的缺损，即使进行了充填，恢复牙冠的完整，充填材料仍不能像牙体组织那样可以承受较大的咬合压力，容易发生充填体的脱落或者折裂。

（3）根管治疗以后，牙体常常会缓慢变色，影响美观。另外，因为牙体缺损导致其无法行使正常的咬合功能，进而影响患者的身心健康。

因此，建议患者应在根管治疗后尽快进行牙体的全冠修复，以恢复牙齿的生理功能及美观，延长患牙的使用寿命。

除了全冠修复以外，还有嵌体、高嵌体、贴面等修复方式。具体哪种修复方式最为适合，需要医生对该患者适应证严格把控并结合患者的需求进行选择。但全冠修复仍然是几种修复方式中适应证最广泛、最常使用的修复手段。如果牙体缺损较大，则需要在根管及牙体内制备桩钉，用桩核冠的方式恢复牙体的外形。

关于修复的时机，一般牙髓炎、隐裂牙的根管治疗，术后观察一周，没有出现术后疼痛等不适即可进行冠修复；对于根尖周炎的术后修复，一般需要观察数周到数月不等。根管治疗成功后，原本已经发生损坏的牙根周围骨质需要比较长的时间才能恢复到正常状态，因此需随访观察、拍摄牙片，确认根尖周的炎症已经改善或者愈合，才可进行修复。

三 治病观念篇

42. 牙龈上长脓包要不要治

生活实例

隔壁老王刷牙时无意中发现自己牙龈上出现一个脓包，有时会有脓液流出来，然而并没有感到疼痛或者明显的不适。在一次聊天中，老王的医生朋友告诉他，出现这样的状况千万不要不以为然，这其实是种病，得治！

根尖周脓肿，是一种慢性"根尖周炎"

根尖周炎，是指发生在牙根尖周围组织，如牙骨质、根尖周围的牙周膜和牙槽骨等处的疾病。该病的病因多是因牙齿感染而引起的，最常见的感染就是龋齿。它是一种细菌感染的疾病，如果早期没有得到有效的控制，将会慢慢感染至牙髓组织乃至牙根周围组织，引起牙根周围骨质的吸收，炎症组织在根尖周围聚集，最终造成根尖周病变。另外，除了龋齿以外，牙齿在使用过程中的一些创伤也是造成根尖周炎的重要原因。

根尖周炎分为两种——急性根尖周炎和慢性根尖周炎。急性

护卫牙健康

根尖周炎是一种能引起剧烈疼痛的疾病;慢性根尖周炎则没有明显的痛感,可能会出现咬物的不适感,也可能没有感觉。"根尖周脓肿"就是慢性根尖周炎的一种。形成这种症状的原因是根尖炎症形成的脓肿穿通骨质和牙龈,形成和外界相连的通道,并在牙龈上形成脓包。牙龈上的脓肿时消时肿,这和患者身体全身状况的起伏有关,也和根尖炎症的变化有关。

解决牙齿问题是根治根尖周脓肿的关键

很多患者认为,牙龈的脓肿会自己消失。其实,如果没有从根本上控制住牙齿的炎症,无论牙龈的脓肿存在与否,炎症都会存在于牙根尖,慢慢地破坏牙根的健康组织,最后的结果就是不得不拔除患牙。因此,有效的治疗是控制根尖周炎,保留自然牙齿的唯一途径。

出现根尖周脓肿,有患者选择直接切除牙龈的脓肿。其实,这是"头痛医头,脚痛医脚"的姑息疗法。病根没有去除,迟早会再次发生脓肿。根尖周炎的病因在牙齿,控制好牙齿的问题才是根本。牙齿炎症发展到根尖周炎以后,就不能保留牙髓,而需要去除发炎的牙髓组织,如此才能控制住炎症。这就是患者常常讲的"抽牙神经",学术的名字就叫"根管治疗"。根管治疗的基本机制是:去除牙体中发炎坏死的牙髓组织 – 消毒 – 控制感染。牙齿作为硬组织器官,需要通过医生的专业治疗才能去除炎症组织,并不是一味通过吃药就能治好。因此,如果发现牙龈的异常变化,一定要及时去医院就诊,只有通过医生的检查治疗,才能更好地保护自己的牙齿。

43. 牙龈出血,休息好就没事了吗

生活实例

张爷爷以前只要连着几天没休息好,牙龈就会出血。他听老伴说,这是牙龈"上火"了,休息几天就好了。事实也如老伴说的一样,没过几天,牙龈出血的问题就会不药而愈。可近半年来,张爷爷牙龈出血的情况好像发生得更频繁了,而且不管休息几天,牙龈问题都会时不时来"光顾"一下。这是怎么回事?

牙龈出血,可能是牙周病作祟

排除全身系统性疾病及本身血液疾病因素外,局部牙龈炎症

护卫牙健康

是导致牙龈出血最主要的因素。牙龈出血是身体给予你的警告信号，说明你正处于牙龈炎症的活跃阶段，若去除了炎症因素，牙龈便可恢复健康；如若忽视它，炎症会向深层组织蔓延，破坏牙齿的支持组织，形成牙周炎。几乎绝大部分人在一生中的不同时刻，都或多或少地出现过牙龈出血的情况。很多人认为这是小事，忍忍便过去了，时常不加重视。本来牙龈出血很严重，过一阵又自愈的状况，只是炎症到了一个静止期，而并非炎症消失了。它正悄悄潜入深层组织，悄无声息地"搞破坏"，等到发现牙齿松动、咬物无力，情况就严重了。因此，牙龈出血可能是发生牙周疾病的重要信号，要引起足够重视。

牙周病是指发生在牙齿支持组织（牙龈、牙周膜、牙槽骨和牙骨质）的疾病，包括牙龈病和牙周炎。牙龈病是局限于牙龈组织的病变，常见的就是由牙菌斑、牙结石堆积造成的炎症，其主要症状为牙龈肿胀出血，可通过清除炎性物质获得良好的预后效果，甚至可能完全治愈。但若任其发展，疾病就会侵蚀牙周膜、牙骨质、牙槽骨等牙周组织，表现为牙周袋形成、牙槽骨吸收以及牙齿松动、移位。这就形成不可逆的牙周炎了。严重牙周炎伴随的一些不良后遗症，如牙缝变大、牙龈退缩、牙槽骨萎缩甚至牙齿的松动，都将可能困扰患者一生。因此，重视牙龈出血，早预防、早诊断、早治疗，才可达到好的治疗效果。

44. 全身哪些疾病与牙周病有关   三 治病观念篇

44. 全身哪些疾病与牙周病有关

你知道吗？诸如牙周病等口腔疾病，破坏的不仅仅是牙齿硬组织和牙齿周围支持组织，致病微生物长期存在于口腔中，还可能影响或加剧某些全身疾病，如冠心病、肺部感染等。口腔健康问题导致的老年人牙齿数量减少，很可能会影响其智力状况。反

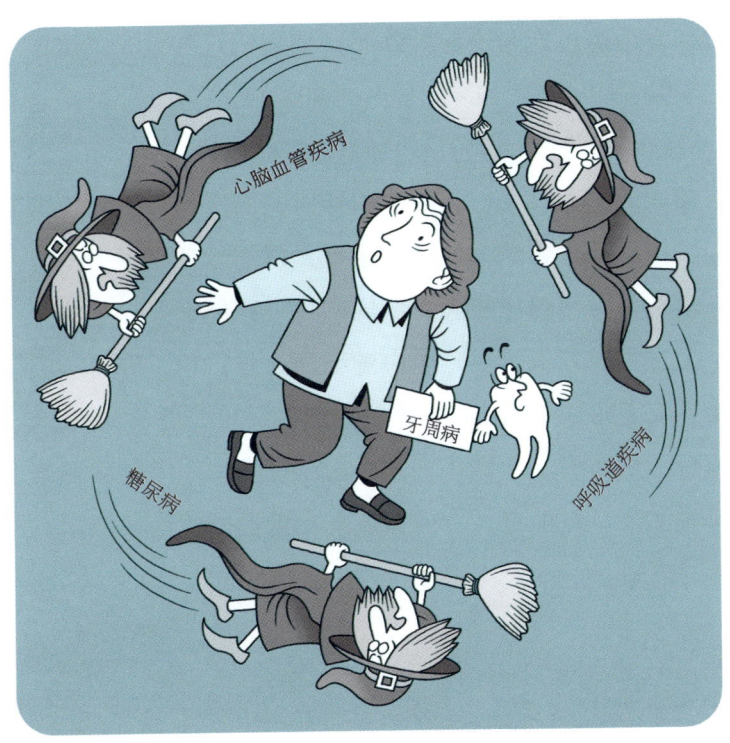

护卫牙健康

过来，患有糖尿病等全身性疾病的人与健康人群相比，更容易罹患牙周病。牙周炎甚至还会危害新生儿的健康；孕妇如果患有牙周炎，则会增加早产低体重儿的风险。

各项报道指出，牙周病患者心脑血管疾病的患病风险增加20%，牙周病患者的致死性心脏病发生率是非牙周病者的2倍，脑卒中发生率则是3倍。因此，应积极治疗牙周病。

呼吸道疾病也严重影响人们的健康。肺部感染常见的感染途径之一是吸入口腔咽喉部的感染源，其中口腔内的细菌"贡献"很大。牙菌斑可能是引起肺部感染的致病菌的重要"储存库"。口腔咽喉部的细菌（如牙周袋内的细菌）可被吸入下呼吸道和肺部，导致相应的呼吸道感染或加重原来的病情。

糖尿病患者长期血糖控制不佳时，血液和口腔黏膜内糖分增加。糖是微生物滋生的培养基地，再加上糖尿病引发的糖脂代谢紊乱，可使糖尿病患者体内的免疫机能下降，唾液分泌量减少，这可导致寄生在口腔中的细菌大量繁殖，进而形成牙菌斑及感染。尤其是血糖控制不良的患者，口腔更易沉积牙结石、牙菌斑，从而引发牙周疾病；而相对应的，牙周炎患者若得不到及时治疗，将加重已有的糖尿病，抵消降糖药的作用，影响血糖的控制。

 牙周炎真的无法治愈吗

生活实例

王奶奶因为牙齿松动去医院检查,医生说她的牙周炎很严重,牙槽骨吸收也很厉害,患牙必须拔除,且牙槽骨的吸收无法恢复。王奶奶有些不明白,既然牙槽骨吸收不能恢复,那她治疗牙周炎的意义在哪?

牙槽骨吸收是不可逆的

对于这个真相,可能很多患者都无法接受,但事实确实如此,牙周炎是不可逆的。牙齿犹如一棵牢牢长在泥土里的树木,树干(牙冠)立在地面上,树根(牙根)深深扎在泥土(牙槽骨)里。牙根和牙槽骨之间是由千万根弹性纤维牵拉着的,这些把牙根悬挂在牙槽骨中间的纤维,医学上称为牙周膜。在正常情况下,牙齿也有一定水平方向的动度,一般不超过0.02毫米,轴向动度极其微小,这种生理性运动对牙齿具有一定的保护作用。牙齿的生理动度一般不易被察觉,只有在有炎症、创伤或牙周支

持组织结构被破坏时,牙齿动度超过生理范围,才会出现病理性牙齿松动。

牙周炎治疗的目的在于消除炎症,促进局部牙周组织修复与再生,尽可能恢复其生理形态和功能,为患者创造自身维护的条件。对于牙周炎而言,现有的治疗手段只能控制,尽量缓解疾病的发展。因为牙周炎导致牙槽骨不同程度吸收是不可逆的,这种组织的破坏很难再生。

序列治疗实现良好控制

不能以为牙周炎不能治愈就可以不用治疗了。人体很多疾病,例如高血压、糖尿病等都是很难完全治愈的,但可以通过服药来控制,牙周炎亦可以通过牙周序列治疗实现良好的控制。我们说牙周炎不可治愈,是基于一些牙周炎后遗症,例如牙缝增大、牙槽骨萎缩及严重的牙齿松动等症状无法恢复到患病前。

经基础治疗后,牙周病的预后可以达到以下效果。

(1)慢性牙龈炎患者,待炎症消退,牙龈组织可完全恢复健康。

(2)轻度牙周炎患者,牙周袋可变浅或消失,牙周组织可恢复健康,但其软硬组织的破坏通常不可逆转。

(3)中、重度牙周炎患者,炎症虽可基本消退,牙周袋变浅,但已受破坏的组织不可逆,一般需做进一步的治疗,如牙周翻瓣清创术和牙周再生性手术等。

46. 喷砂和抛光算不算"过度医疗"

生活实例

杜叔叔的牙结石比较严重,医生让杜叔叔每半年洗一次牙。因为上海已将洗牙纳入医保,所以半年洗一次牙杜叔叔也能接受。可是,每次洗牙后,医生都会要求杜叔叔做喷砂和抛光。杜叔叔的老伴觉得,喷砂和抛光是自费项目,医院也要挣钱的,所以会要求每个洗牙的患者都做喷砂和抛光。事实真是这样吗?这算不算过度医疗?

喷砂和抛光有助于牙齿光洁,延缓牙结石形成

对于洗牙的自费项目喷砂和抛光,很多患者颇有微词,认为这是医院为了挣钱强加给患者的治疗项目。事实并非如此,喷砂是借助一定压力下喷出的水雾,将生物海盐涂到牙齿表面,把附着的烟垢、茶垢等色素沉着以及食物软垢清理干净,使牙体表面清洁光滑,以减缓牙结石形成的过程。抛光是用较软的橡皮轮蘸上含有细砂的膏剂在牙面上打磨,去除划痕,提高牙齿的光泽度。

护卫
牙健康

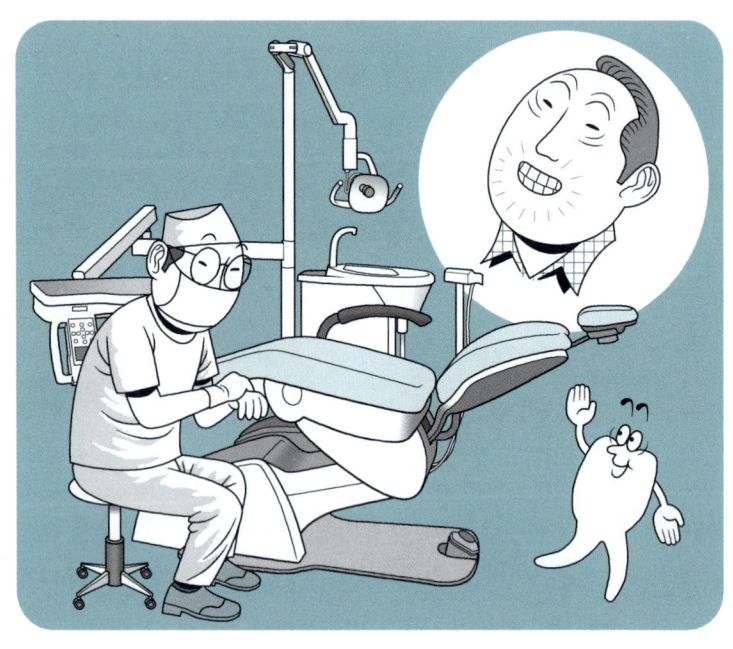

　　超声洗牙后形成的细微划痕和无法彻底清除的细微渍点,会很快挂上烟渍、茶渍等食物色素,而且容易出现软垢堆积,导致牙结石快速形成。因此,洗牙后最好选择喷砂和抛光(尤其是烟、茶嗜好者和牙齿上易沉积食物色素者)。这样不仅可以延缓牙齿再次染上色素的时间,而且可以减少软垢堆积的机会,阻碍牙结石的形成,从而预防牙周病或减少牙周病复发的可能。

47. 哪些人不能随便拔牙

拔牙是常见的口腔诊疗行为之一,但拔牙会导致局部组织损伤,引起出血、肿胀、疼痛等反应,有时也会出现血压、脉搏的异常波动。因此,孕妇和罹患糖尿病、高血压、心脏病等的患者拔牙前一定要如实将自己的健康状况与病史告知医生,由医生根据情况决定是否可以进行牙拔除术,是否需在心电监护下拔牙。

心血管疾病患者:部分情况下不能拔牙

拔牙时的疼痛以及恐惧、紧张可能会影响患者的心血管功能,近期有心肌梗死病史者禁止拔牙。一般主张在经治疗好转后6个月,临床症状及心电图变化皆已稳定,且经心内科医师全面检查后方可考虑拔牙。

对于心脏病合并高血压的患者,待血压稳定到允许范围后可在心电监护下拔牙。

近期心绞痛频繁发作的患者,心功能3~4级或有端坐呼吸、发绀、颈静脉怒张、下肢浮肿等症状时,以及有3度或4度房室传导阻滞、双束支阻滞、阿斯综合征(突然神志丧失合并传导阻滞)史的患者,一般不能拔牙。

造血系统疾病患者：应严格控制拔牙禁忌证

有造血系统疾病的患者拔牙时需慎重并如实告知医生自己的身体状况，因为拔牙后导致的出血和感染隐患往往会给此类患者的健康造成困扰。

急性白血病为拔牙的禁忌证。对于患有慢性粒细胞白血病经治疗后处于稳定期的患者，若必须拔牙，口腔科医生会与专科医师合作完成拔牙术。

原发性血小板减少性紫癜的患者，若血小板指数在拔牙允许范围内，医生在拔牙时也会特别注意预防出血。

血友病患者若必须拔牙，一般要求当血浆凝血因子Ⅷ的浓度提高到正常的 30% 时，才可在血液科医生配合下拔牙，并在拔牙后缝合创口，在拔牙创内填塞止血药物。

糖尿病、肝炎患者等：择期再拔牙

糖尿病患者在拔牙前，一般需要将空腹血糖控制在 8.88 毫摩尔每升以下。同时，拔牙前后还需要使用抗生素以防感染。

肝炎患者在急性肝炎期间一般需要暂缓拔牙，待肝功能检查在正常范围内或仅有轻度异常时才可以拔牙，但要警惕出血的可能性。

月经期女性拔牙有可能发生代偿性出血，一般认为应暂缓。但必要时，简单的拔牙（如已经很松动的牙齿）仍可进行，注意

三 治病观念篇

预防出血。

长期服用抗凝血药物者一般应在停药一段周期后,待凝血酶原时间恢复正常时再拔牙。

妊娠期女性在怀孕的第4~6月期间进行拔牙术较为安全。

除此以外,在患牙处于急性炎症期,或患者正在接受放射治疗等情况下也应避免拔牙。

48. 无痛微创拔牙真的一点不痛吗

生活实例

王阿姨的一颗牙齿因为磕着硬物完全裂开了,医生认为没有保存的必要了,建议将其拔除。但王阿姨因为怕痛,一直没同意。也正因此,这颗患牙将王阿姨折腾得不行,使得王阿姨茶饭不思,觉也睡不好。对于这颗患牙,真的就无计可施了吗?

护卫牙健康

提起拔牙,很多人因为怕疼,内心都充满了恐惧感。随着医药科技和口腔专业的发展,口腔医生们希望通过无痛微创拔牙技术达到很好地缓解或消除患者的疼痛度和恐惧感的目的。

无痛微创拔牙技术包括无痛口腔局部麻醉技术和微创拔牙技术。无痛口腔局部麻醉不仅要达到打麻药时拥有无痛体验,更要让患者在基本没有痛感的状态下拔除患牙,使患者对拔牙过程的主观疼痛降到最低程度。不过口腔局部麻醉的效果只是阻断患者的痛觉,保证患者在拔牙操作时基本无痛,而患者的温度觉、听觉、视觉、触觉仍然存在,能够感觉到手术的操作过程。

无痛微创拔牙弥补了传统拔牙的诸多不足

传统拔牙技术需要采用骨凿去骨、锤子敲击增隙、劈冠器劈冠等方法拔牙。这些方法易引起局部感染、患牙被推挤移位,甚至导致颌骨骨折或颞下颌关节损伤等并发症,同时也会对患者,尤其是儿童、老年人造成严重的心理影响。而微创拔牙技术是应用现代微创拔牙理念,结合专业的外科微创手术器械进行的拔牙手术操作,这些器械包括微创拔牙钳、微创拔牙挺、各种电动或气动的切割工具等,通过精细的手术操作,对患牙进行精确地切割拔除,尽可能不损伤患牙周围软硬组织,大大缩短了手术时间,明显提高了手术效率。

三 治病观念篇

无痛微创拔牙需要患者的高度配合

无痛微创拔牙需要患者积极地配合医生和护士完成手术操作。医生在使用高速手机切割后牙时，患者应尽量把嘴张大以保证手术视野的清晰。需要特别注意的是，操作过程中不可以突然开闭口或移动头部和身体，即使口腔内留有唾液、血水甚至牙齿碎片，也要坚持忍耐一下。因为手术器械非常尖锐，全神贯注的医生可能无法应对突然动作，极易发生黏膜被划伤、邻牙被损伤甚至小器械被误吸或误咽等意外状况。

49. 拔牙后的注意事项，你知道多少

生活实例

因为疏于对口腔健康的维护，李老伯这两年的口腔问题越来越严重。前段时间，李老伯因为重度牙周炎不得不再次去医院，并将面临拔牙的现实。李老伯很焦虑：拔牙后应该怎么护理牙齿？

护卫牙健康

拔牙后注意咬好纱球

拔牙后，医生会在拔牙窝上方放置一个纱球让患者咬紧，用以压迫止血。在安静状态下，通常咬紧纱球半小时至1小时就可以止血。有凝血功能障碍者则应该适当延长吐出纱球的时间，并在专业医生检查后方可离院。但纱球不宜咬得过久，由于口腔内是有菌环境，如果超过5～6个小时还不吐出纱球，反而容易导致伤口感染。

拔牙后应避免经常用舌头舔伤口处的血凝块

吐出纱球后血凝块基本已经形成，但如果经过唾液或者饮用水的反复冲刷，血凝块又会分解、脱落甚至再出血。因此，拔牙后24小时内不要漱口和刷牙，也不要喝太热的水以免血凝块分解。虽然已经止血，但是说话过多和反复咀嚼也可能引起血块脱落和再出血，所以拔牙后24小时内尽量少说话，更不要吐口水、漱口。拔牙后口水里有血丝是正常现象，不必惊慌。不停地吐口水形成口腔内负压，会造成拔牙创口凝血块脱落而流血不止。严重者就可能引起伤口发炎、疼痛，拔牙创口延迟愈合。

术后疼痛肿胀，用止痛药加冷敷

术后的疼痛和面颊部肿胀属于正常的生理反应，一般来说，患牙越复杂、拔牙的创口越大，术后的反应就越严重。创伤性的肿胀一般在术后 2~3 天达到高峰，以后逐渐减退；术后疼痛一般在麻醉作用消退后达到高峰，12 小时后开始减退。疼痛一般可以通过口服止痛药来缓解，也可以通过服用小剂量的地塞米松减轻水肿等不良反应。肿胀一般在一周之内可以消退，术后 24 小时内在术区面颊部冷敷有助于减轻术后肿胀、出血和疼痛等症状。

拔牙后约两小时，麻醉作用消失后才可以进食

勿食用过热及辛辣刺激食物，24 小时内口含冰块或冷饮有助于止血。注意补充营养，多进食一些富含蛋白质和维生素的食物，一周内不吸烟、不饮酒。当天及次日避免剧烈运动，有出血倾向者可采取半卧位，减少头面部血液回流。

拔牙后更要加强口腔卫生以免引起感染

一般术后 24 小时后就可以刷牙漱口了，每餐后可使用漱口水或淡盐水漱口，注意动作轻柔。有些患者迟迟不敢刷牙漱口，导致口腔卫生很差，反而会引起伤口感染。如果是拔牙创伤大，或者年老体弱、有糖尿病的人群，拔牙术后可口服抗生素 2~3 天。

护卫牙健康

特别提醒

拨牙后如果有缝线，可在术后5～7天时复诊拆线。如果术后反应明显，出现体温升高、开口困难、疼痛不能缓解等症状，应及时复诊。若术后出现拨牙窝剧痛，服用止痛药都无法缓解，疼痛向半侧头面部放射，口内有腐败臭味，可能是得了干槽症，要尽早去专业医院处理。

50. 哪些原因让你的牙缝越来越大

生活实例

▼

石老伯近日觉察到了牙齿的诸多不适——刷牙之后出血、"牙缝"越来越宽、进食后容易食物嵌塞、牙齿松动、咬物无力……不得已来了口腔科门诊咨询。可是当医生为石老伯做了详细的治疗方案后，石老伯却又顾虑重重："朋友说洗牙之后牙缝会变大的，牙齿也会松动。"

50. 哪些原因让你的牙缝越来越大

牙缝真是这样变大的吗？非也！那究竟是哪些原因让我们的"牙缝"越来越大呢？

牙缝大通常由疾病所致。牙缝越来越大，往往由以下这三类原因导致。

（1）**炎症**。大部分患者口中的"牙缝"，其实是由已经存在的牙周组织炎症造成牙龈萎缩、牙槽骨吸收，暴露的牙根分叉之间形成了大缝隙（即"黑三角"）。这些"牙缝"又导致患者在日常进食之后容易造成食物嵌塞，在患者使用了不恰当的剔牙方法之后或者养成不良的咬合习惯后又进一步加重了牙周组织的炎症，使得"牙缝"越来越大。而牙周病治疗的基本目的就是清除炎症，去除致使牙槽骨吸收的不良刺激物。

（2）**咬合创伤**。咬合创伤是由于咬合关系不正常或咬合力量不协调引起咀嚼肌系统功能的损伤。咬合创伤是牙周病发病的促进因素，会加速牙周炎的破坏进程，对牙周组织的修复也有负面影响。因此，牙周炎的治疗就要尽可能消除造成创伤性咬合的原因，促进牙周组织的恢复。

（3）**全身疾病**。牙槽骨的吸收和全身疾病也有关联。骨组织量的生理平衡是由局部和全身因素共同调节的，当机体存在全身骨吸收趋势时，牙槽骨丧失情况将加重。围绝经期妇女的骨质疏

护卫牙健康

松、老龄、吸烟、疾病及影响创面愈合的药物等，都将使牙周炎和骨质疏松患者骨组织的骨量丧失的危险进一步加剧；全身骨骼代谢紊乱，如甲状旁腺功能亢进、白血病和朗格汉斯组织细胞增多症等，均会引发牙槽骨骨量丢失。

牙周病的序列治疗能有效防止牙缝变大

患者在发觉自己存在牙缝变大、刷牙出血、牙齿松动等情况后，要及时到牙周专科医生处就诊。医生会根据患者的牙周疾病情况，为患者制订符合其病情的牙周病序列治疗方案。首先是牙周病的基础治疗，如龈上洁治、龈下刮治、咬合调整、牙体牙髓疾病的治疗、根据病情配合药物治疗等。在基础治疗后，根据患者牙周改善状况进行评估，看是否还需进一步开展牙周手术治疗或者进入牙周病治疗的维护期。医生进行牙周病治疗的目的是消除致病因素，将牙周的炎症减轻到最低程度，有助于牙周组织恢复健康。

专家支招

日常口腔保健要贯穿于牙周病治疗过程的始终，并且需要患者终身实施。主要包括以下措施。

- 坚持刷牙。合适的牙刷和有效的刷牙方法能有效清除牙菌斑。一般主张每天早、晚各刷牙一次，

50. 哪些原因让你的牙缝越来越大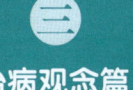

也可在午饭后增加一次。应强调刷牙的方法要正确，而不过分强调次数。
- 使用牙间隙清洁用具。牙线主要适用于牙龈乳头完整、邻接区关系紧密的牙齿邻面的清洁；而对于宽大牙间隙（即大家所说的"牙缝"）、裸露的牙根面和牙根分叉，都需要使用牙间隙刷进行清洁。